LA PREMIÈRE ANNÉE
DE MASSAGE QST
POUR MON ENFANT

Manuel d'activités QST pour les parents

Dr. Louisa Silva
Pam Tindall

Traduit par Annie-Françoise McCuen

Qigong Sensory Training Institute
Salem, Oregon

Ce livre ne remplace pas les services médicaux et professionnels. L'information contenue dans ce livre est uniquement à titre éducatif.

Qigong Sensory Training Institute
OR 97128 - www.QSTI.org

ISBN Book: 9780982128091

Code de téléchargement vidéo: QIGONGMASSAGE.

Le Qigong Sensory Training Institute (QSTI) est enregistré comme société à but non lucratif. Il se consacre à la continuation de l'éducation et de la recherche de traitement/massage qigong pour enfants affligés de déficiences physiques et intellectuelles.

Les profits de vente de ce livre seront remis à QSTI. Logos, marques déposées et massage QST appartiennent à QSTI.

Deuxième édition française

Qigong Sensory Training Institute
Oregon, USA

Table des Matières

Section 1 : Introduction

Que veut dire QST et pourquoi est-il si important pour votre enfant?

De nos jours, il y a tellement de problèmes que la Médecine Occidentale n'arrive pas à soigner, que beaucoup de parents se tournent vers la sagesse de la Médecine Orientale pour remédier aux maux de leurs enfants. Ils y trouvent des traitements efficaces dont le QST.

Le protocole QST pour l'autisme... ?　C'est un « massage » quotidien de 15 minutes donné par les parents pour remédier à l'autiste de leur enfant. Il repose sur les connaissances de la Médecine Chinoise.

Que signifie Q.S.T. ?
Q correspond à la médecine chinoise.　Q = qigong -prononcer tchi-gong - C'est une méthode de traitement très ancienne qui utilise le massage et le mouvement. Cette méthode améliore la santé, l'énergie et la circulation.
La partie S.T. veut dire Sensory Training ou Apprentissage Sensoriel. C'est un traitement pour les problèmes de déficiences fonctionnelles des sens qui empêchent le développement des enfants autistes.

Que nous montrent les recherches? : que le traitement QST diminue la sévérité de l'autisme de 32%, les problèmes sensoriels de 38% et le stress parental de 44% pendant les cinq premiers mois de traitement. Le traitement continu donne des résultats continus. Ce traitement est un traitement sensoriel efficace pour soigner les ravages de l'autisme. Il débute dès que le diagnostic a été posé et se prolonge sur un à deux ans.

Les parents donnent le massage quotidiennement. Ils apprennent à ne pas éviter les parties douloureuses mais au contraire à adapter les techniques de massage aux besoins et au confort de leur enfant. Au fur et à mesure de l'application de ce protocole et au cours de son adaptation aux réactions de l'enfant, les problèmes sensoriels diminuent. Les enfants commencent à se relaxer, à entrer en contact visuel et à écouter ; ils commencent à être plus affectueux avec les membres de leur famille. Le langage se développe et le comportement s'améliore. Ensuite, les enfants commencent à réclamer leur massage et ces moments développent les liens affectifs entre parent/enfant.

Après cinq mois de protocole, le sens du toucher de l'enfant s'améliore considérablement et l'enfant est plus apte à gérer son comportement, à participer à la vie familiale et scolaire. Les enfants affligés d'autisme sévère se dirigent vers un autisme modéré, les enfants d'autisme modéré vers un autisme atténué et léger. Ceux de forme légère quittent le spectre autistique.

Les enfants autistes de haut niveau progressent plus rapidement que les enfants affligés d'autisme profond et de faible fonctionnement. Ceux d'autisme de haut niveau ont déjà construit les fondations d'un développement plus fort sur lequel ils peuvent s'appuyer pour le faire évoluer. Certains enfants d'autisme profond ont conjointement des troubles cognitifs et ne peuvent pas apprendre à parler. On ne peut pas identifier ces enfants pendant leur petite enfance. Tous les enfants traités avec le QST font de grands progrès tant sensoriel, que social et comportemental, même ceux qui souffrent de troubles cognitifs. Nous invitons tous les parents d'enfants autistes, de tous niveaux, à offrir à leur enfant l'opportunité de bénéficier de ce traitement en l'appliquant avec persistance et à l'intégrer dans leur vie quotidienne.

Maintenant vous savez pourquoi ce massage est si important. Alors, allons-y !

Lettre aux parents :
Présentation de notre manuel d'activités pour parents et de notre programme d'un an de massage QST

Bien chers parents,

Notre traitement de l'autisme avec le protocole de massage QST est vraiment unique car il est majoritairement réalisé par les parents. Ce n'est pas un traitement médical. Il n'est pas effectué par un professionnel. Le parent le fait lui-même ! Et le lien affectueux parent/enfant le rend plus efficace. Les enfants réagissent au toucher bienveillant de leurs parents plus qu'à celui d'autres personnes. Ils peuvent ajuster leur toucher mieux que personne d'autre. Et le plus important est que l'amour du parent soit communiqué à travers ce contact, par le toucher.

"Mon mari et moi donnons le massage à notre fils, personne d'autre ne peut le faire comme nous le faisons". Une maman

Ce massage est basé sur l'ancienne sagesse de la médecine chinoise. Ce n'est pas une série de tapotements et de pressions donnés d'une manière automatique. Bien sûr, vous devrez apprendre le protocole de massage pour commencer. Mais vous devrez également apprendre à interpréter le langage corporel de votre enfant pendant le massage.

Vous pourrez dépister les problèmes et pour y remédier vous ajusterez votre toucher. Ainsi, avec votre massage, petit à petit, votre enfant recouvrera ses aptitudes perdues.

Vous êtes la clé du succès de ce programme en l'apprenant et en l'appliquant tous les jours pendant un an. Vous devrez y consacrer 15 minutes par jour, seulement 15 minutes ! L'idéal, serait d'être assisté par un thérapeute, nos recherches sont basées sur ce prérequis. Mais trop souvent, ce n'est pas possible. Il y a maintenant des milliers d'enfants autistes et pas assez de thérapeutes QST pour les assister : les enfants grandissent sans assistance...

C'est pour cette raison que nous avons écrit ce journal afin de donner l'aide nécessaire aux parents qui ne peuvent pas avoir l'aide d'un thérapeute. Ce livre est un "menu d'outils" qui donne aux parents la possibilité de comprendre et d'accompagner leur enfant autiste vers un monde meilleur, par la pratique quotidienne de ce massage sur un an.

Visionnez le DVD/ la vidéo sur le site internet www.qsti.org (voir page 24 pour un téléchargement gratuis). Il vous apprendra les "12 Mouvements" avant même de commencer le programme et ce journal prendra toute sa dimension de soutien auprès de votre famille.

La plupart des parents avec lesquels nous avons travaillé n'ont pas beaucoup de temps libre dans leur journée. L'avantage de ce programme est qu'il ne prend pas beaucoup de temps une fois qu'il a été complètement appris et compris. C'est simple et ça marche ! Vous n'avez pas à le connaitre dans les moindres détails dès le début. Vous apprendrez le protocole-massage de base afin de pouvoir commencer. Puis, comme vous appliquerez le massage tous les jours, vous continuerez votre apprentissage au fur et à mesure de votre pratique. Nous vous adressons une lettre chaque semaine pour vous apporter des informations supplémentaires et vous encourager à persévérer.

Après quelque temps de pratique, vous commencerez à remarquer que le massage occasionne des changements positifs dans le corps de votre enfant. Vous serez sans doute surpris de voir que ces petits changements se manifestent rapidement. Prenez-en bien conscience. Notez-les dans le journal hebdomadaire proposé chaque semaine tout au long du livre. Ainsi, vous pourrez vous rentre compte de la progression de votre enfant. Nous allons même vous préparer à anticiper certains de ces changements en vous donnant les outils et les ressources nécessaires qui faciliteront votre adaptation.

Pendant notre période d'assistance auprès des familles, nous avons constaté qu'après quelques semaines de massage, les parents ont commencé à poser de nombreuses questions car ils étaient curieux et désiraient en apprendre davantage. Si leur questionnement ne reçevait pas de réponse, ils avaient tendance à vouloir abandonner le programme. Quel dommage alors de prendre le risque qu'un enfant soit privé de possibilité de reprendre son développement ; car chaque progrès est un pas vers la guérison ! Nous souhaitons donc que ce journal vous soutienne. Nous y avons inclus les réponses aux questions les plus fréquentes ainsi que les solutions aux principaux problèmes.

Dans la **section 1** de ce journal, nous vous recommanderons de bien vouloir regarder la vidéo (accès gratuit page 24) avant de commencer le programme avec votre enfant. Vous trouverez également une liste d'objectifs à atteindre pour votre enfant. Vous serez alors dans de bonnes conditions pour réussir.

Dans la **section 2** de ce journal, vous allez fixer vos objectifs pour le massage, réaliser pourquoi nous nous sommes concentrés sur le sens du toucher et découvrir deux moyens de mesurer les progrès de votre enfant.

Dans la **section 3** vous trouverez les instructions pour l'application de chacun des 12 Mouvements.

La **section 4** est le coeur même de ce journal. Elle contient toute une année « d'étapes hebdomadaires ». Chaque étape est constituée d'une lettre et d'un journal à compléter.

Les Etapes Hebdomadaire vous aideront à rester investis tout au long de l'année ; nos lettres continueront votre apprentissage et compréhension du massage. Elles vous apprendront ce que vous devez savoir à un moment donné, ce que vous devrez aussi anticiper et où trouver des informations supplémentaires. Nous avons également inclus des lettres de parents qui ont pratiqué le massage QST avec leur enfant.

Ce manuel d'activités est rédigé de telle sorte que vous ne soyez pas obligés de comprendre l'intégralité de la Médecine Chinoise pour effectuer le massage QST correctement. Au fur et à mesure du programme, vous comprendrez pleinement les objectifs du massage. Si vous nous suivez bien, vous y arriverez...! Dans nos lettres, nous aborderons très simplement différents sujets, mais si vous êtes impatients d'en connaître davantage, lisez-les en avance.

La **section 5** contient les Annexes. Cette section suggère comment communiquer sur le massage QST auprès des enseignants de l'éducation nationale ainsi qu'auprès de votre médecin.

La **section 6** est votre index : elle s'organise alphabétiquement pour faciliter votre recherche et vous apporter l'aide nécessaire quand vous en aurez besoin. Par exemple, si votre enfant ne veut pas que vous touchiez sa tête pendant le massage ou s'il dort mal, rendez-vous à l'index, lisez ce que cela signifie et apprenez à y remédier.

Les présentations sont faites... l'aventure peut commencer!

Louisa et Pam

Préparation et organisation du système de soutien

L'idéal serait que deux membres de la famille puissent apprendre le massage. Deux personnes facilitent l'application du programme.

Elles pourront ainsi s'encourager, partager les succès ou discuter des problèmes rencontrés tout au long de l'année. Lorsque vous serez trop fatigué ou malade, l'autre personne pourra continuer la routine du massage et votre enfant ne sera pas bouleversé par un changement de rituel. S'il ne vous est pas possible d'engager un autre membre de famille, ne vous tracassez pas. Une bonne dose de détermination vous conduira vers la réussite !

Un grand nombre de nos familles monoparentales ont appliqué le programme avec leur enfant avec autant de succès.

Si les deux parents habitent le même logement et s'ils sont accoutumés au massage, il est bon de pratiquer le massage ensemble aussi souvent que possible. Suivant la sagesse de la médecine chinoise, la maman répond aux besoins affectueux et énergétiques de l'enfant (Yin) alors que le papa lui apporte la force physique (Yang). Ensemble, ils forment un duo pouvant apporter le maximum de potentiel de guérison.

Décidez de l'endroit le plus adapté pour le massage, affichez-y votre poster des "12 Mouvements" afin qu'il soit bien visible et consultable en plein massage. Soyez patients, s'approprier et mémoriser les 12 mouvements va prendre un certain temps....

Objectifs des parents

Votre objectif principal est d'apprendre à donner un massage quotidien qui sera :

1. Fait correctement

2. En accord avec le langage du corps de votre enfant

3. En accord avec les difficultés auxquelles votre enfant fait face en dehors du massage. Le massage sera de plus

en plus efficace au fur et à mesure que vous progresserez dans ces prises de conscience.

Vos objectifs de mi-parcours seront :

1. De bien comprendre que les réactions de votre enfant pendant la durée de traitement QST vont passer du manque de sensations physiques (hyposensibilité) à un surplus de sensations (hypersensibilité) puis finalement à une sensibilité normale.

   D'observer continuellement et rester bien conscients des progrès de votre enfant ; d'identifier quand il passe d'un stade à l'autre et d'ajustez votre massage en conséquence (voir Section 2).

2. D'anticiper les différentes étapes de développement (la phase d'opposition des deux ans !) et d'ajuster votre parentage.

Vos objectifs finaux seront :

1. En arriver à ce que le sens tactile et le toucher bienveillant puissent être pour votre enfant une source d'apaisement et d'ouverture à des liens affectifs.

2. En arriver à ce que le toucher et le contact deviennent tolérables et agréables pour votre enfant afin que vous puissiez assumer votre rôle de parents attentionnés.

3. En arriver au moment où votre enfant deviendra plus "demandeur" de votre affection...

4. Que vous puissiez enfin, ensemble, éprouver de la joie lors des massages.

Y a t'il des parents qui ne peuvent pas atteindre ces objectifs?

Presque tous les parents peuvent apprendre à donner le massage de 12 mouvements et sont capables de l'ajuster aux besoins de leur enfant. Les parents portent, bercent, tapotent, frictionnent, câlinent leurs enfants depuis la naissance, ils ont cette aptitude maternante et sont généralement capables d'ajuster leurs gestes aux besoins de l'enfant. Ainsi, de nombreux parents dans le monde entier ont pu apprendre ce massage avec succès.

Pendant nos années de formations auprès des familles, nous avons connu quelques parents qui ne pouvaient pas donner un massage convenable à leur enfant. Il s'agissait : :

1. De parents qui eux mêmes souffraient d'autisme et n'avaient pas un sens du toucher développé, n'étant pas capable de ressentir les besoins de leur enfant.

2. De Parents souffrant de problèmes neurologiques, parents prenant beaucoup de médicaments ou drogues et qui avaient un sens du toucher très restreint.

3. Ou de Parents souffrant de déficiences intellectuelles les empêchant de comprendre le programme.

Dans ces cas, nous demandions à l'autre parent et un proche, de se former et donner le massage à sa place.

Préparer votre enfant avec le petit livre illustré de massage qigong

E-book. Nous avons un livre illustré sur notre site internet www.qsti.org : « Qigong à la maison ». Nous l'avons réalisé afin que vous puissiez introduire le protocole de massage auprès de votre enfant ; vous pouvez le lire ensemble plusieurs fois avant de commencer : vous serez sûr de partager ensemble et en conscience cette nouvelle expérience.

Section 2 : Il est temps de commencer !

"C'est bien plus facile que je ne le pensais ! Au début, je me disais :

"Oh, la, la, je ne vais pas pouvoir m'en sortir ! Je ne pourrais jamais apprendre ce massage.... Mais ce n'est pas si difficile que ça, vraiment !" Alice M, maman d'un enfant de cinq ans

Fixez vos objectifs pour le massage

Choisissez trois objectifs que vous souhaitez voir évoluer avec ce massage. Les plus communs sont : moins de crises, moins d'agression, un meilleur langage, moins de difficulté aux repas, alimentation plus variée. Quels sont ceux qui vous importent le plus ?

Ecrivez vos trois objectifs. Dans six mois vous comparerez les résultats.

1. ____

2. ____

3. ____

Pourquoi nous focalisons-nous sur le sens du toucher?

Nous nous focalisons sur le toucher parce que les problèmes du toucher aggravent la sévérité de l'autisme. Si nous soignons ces problèmes, la sévérité de l'autisme diminue et dans certains cas les symptômes de l'autisme disparaissent complètement.

Quand nous parlons du sens du toucher parmi les enfants autistes, nous parlons de l'ensemble de la peau et combien elle devient douloureuse au toucher - vêtements, gant de toilette, brosse à dents etc... Nous prêtons attention à la peau à des endroits bien précis : la peau du dos sera peut-être normale, mais la peau des mains, à l'intérieur de la bouche, la tête, fera mal quand elle sera touchée. Alors il va être difficile de couper les ongles, couper les cheveux et mâcher certains aliments. On regarde aussi si la peau réagit aux petites blessures : votre enfant se plaint-il quand il se fait mal ? Ou a-t-il un seuil élevé de perception de douleur ? Il y a un lien entre ressentir la douleur et avoir de la compassion pour autrui. Si l'enfant ne ressent pas la douleur lui-même, il ne peut pas comprendre la douleur des autres.

Quand nous parlons du sens du toucher pour les parents, nous voulons dire l'entièreté du corps utilisé pour tenir, calmer, nourrir et faire des câlins à l'enfant. C'est un toucher harmonieux car nous comprenons la fragilité de l'enfant. Dès le plus jeune âge de notre bébé, nous savons pourquoi tenir son petit cou et comment tapoter son petit dos pour le faire roter. Ce sens du toucher en harmonie avec l'enfant est tellement automatique, que l'on n'y pense même pas ! On le fait, c'est tout. Cela construit un lien et fait naître des sentiments de bonheur, d'intimité, d'appartenance. Le contact signale à l'enfant que nous sommes avec lui et pour cela, il commence à nous regarder. On n'oublie jamais ce moment rempli de silence pendant lequel nous tenons notre nouveau né et que nos regards se croisent. Le contact entre parent et enfant est le premier contact qui apporte un sens profond de calme et de communication. C'est si bon, nous en avons constamment besoin... c'est pour cela que les enfants demandent cette forme de communication.

Dans le cas de l'autisme, nos recherches nous montrent que le sens du toucher pose problème. « Ça fait mal quand on est touché... ». Les enfants peuvent se rétracter quand on les touche ou bien ils peuvent ne rien sentir du tout. Certaines parties du corps peuvent ressentir normalement alors que d'autres font mal, même à l'instance d'une petite caresse, ou ne ressentent rien du tout lors d'une blessure, brûlure ou autre accident. Le cerveau est confus et à cause de ce patchwork de différentes réactions, l'enfant peine à développer la "conscience du moi". Nous pouvons comprendre maintenant comment le contact parent/enfant peut être difficile et faussé en cas d'autisme. Dans l'autisme, le toucher ne calme pas l'enfant et l'enfant ne demande pas le contact pour se rassurer ou se réconforter.

Le massage qigong rétablit peu à peu le sens du toucher.

En premier lieu, le massage fait prendre conscience de son corps à l'enfant et de sa personne; puis il rétablit les sensations du toucher. Dans les premiers six mois, les endroits engourdis se réveillent et les endroits hyper sensibles se calment. L'enfant commence à découvrir une "conscience du soi" et commence à devenir un peu plus indépendant ! Au fur et à mesure que les sensations reviennent, la compassion se développe. Et bientôt l'enfant va réclamer le contact physique qui le calme et le rassure. Vers la fin du programme, l'enfant va quitter son petit monde à lui et joindre le monde extérieur.

"Cette enveloppe qui l'enserrait et l'aveuglait a disparu et maintenant il prend conscience de la vie et de la lumière autour de lui !" - La maman d'un petit garçon de quatre ans.

Regardons les graphiques nous expliquant ce qui s'est passé pendant cinq mois de massages journaliers. Nous pouvons ainsi voir le rapport entre le toucher/contact et le comportement.

*Progrès remarqués pendant cinq mois
de massages QST*

Avant   *Après*

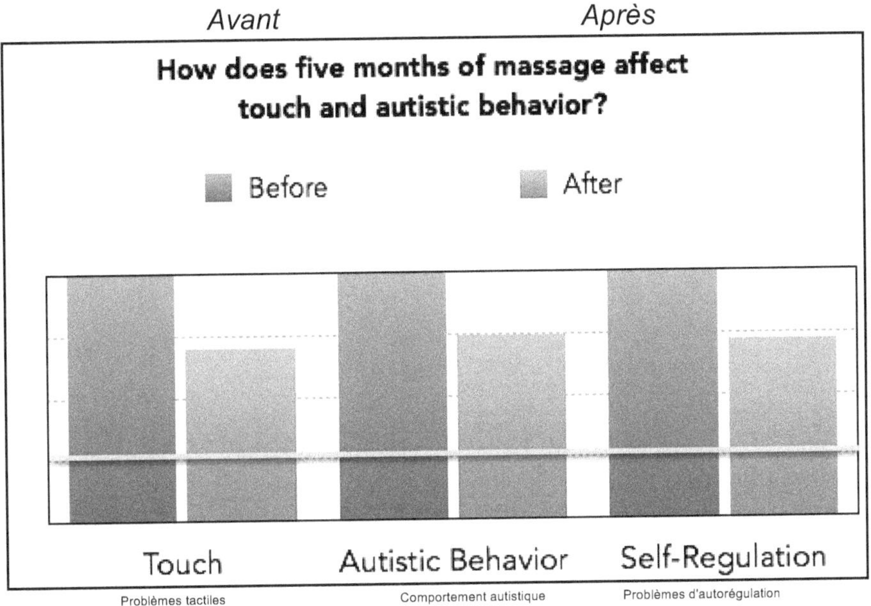

Notez que quand les problèmes du toucher diminuent, le comportement autistique s'améliore : les problèmes de fonctionnement du sens du toucher engendrent les problèmes de comportement et de croissance. Cause et effet : le massage soigne la cause.

Notez également les deuxième et troisième graphiques, les problèmes d'autorégulation. Les yeux des parents deviennent souvent interrogateurs quand nous abordons le sujet de l'autorégulation ; Jusqu'à ce qu'ils réalisent ce dont on parle ! :

" Est-ce-que je veux que mon enfant dorme toute la nuit? - Bien sûr !",

"Est-ce-que je veux que la diarrhée ou la constipation s'arrête? Absolument !",

"... que les crises de colère s'arrêtent ! Tout a fait !",

"...qu'il fasse attention à moi et me regarde ! Oui, Oui !".

Les étapes d'autorégulation devraient régler toutes les choses importantes de la vie comme :

Le sommeil - dormir toute la nuit

La digestion - manger un assortiment d'aliments et bien les digérer

Le comportement - pouvoir accepter les changements et transitions de la vie sans perdre son sang froid...

L'attention - pouvoir prêter son attention, regarder, écouter et apprendre en observant le monde et les gens autour de soi.

"J'ai fait le massage pendant une petite semaine et voilà qu'il dort déjà mieux...Et moi aussi de ce fait !" - Une de nos mamans.

"Elle commence à se nourrir par elle-même et ne crache plus les nouveaux aliments que je lui présente." - Un papa.

"Il semble pouvoir se calmer par lui-même. Il n'a presque plus de crise !" - Une maman

"Mes efforts après chaque massage sont maintenant récompensés par l'échange de nos regards accompagné d'un sourire !" - Une autre maman.

Vous voyez maintenant pourquoi nous affirmons que l'autorégulation est si importante. Elle donne une possibilité de développement corporel et de conscience ; chez les enfants autistes, cette autorégulation a pris du retard. Le contact/toucher du parent établit les étapes d'autorégulation chez l'enfant de développement typique et les restaure pour les enfants autistes.

En vous référant de nouveau au graphique, vous pouvez constater que les problèmes d'autorégulation s'améliorent presqu'autant que les problèmes du sens du toucher. Il y a ici aussi un rapport d'équivalence. Nous faisons bien attention au sommeil, à la digestion, à l'attention et au comportement sur notre Journal Hebdomadaire - ces éléments s'améliorent également et ils vont aider au développement normal de votre enfant.

Dois-je absolument faire ce massage tous les jours?

Le massage QST doit être fait tous les jours pendant la première moitié de l'année (Première Série) pour être vraiment efficace.

Le système sensoriel de votre enfant a été déréglé depuis quelques temps : son cerveau et son corps sont tombés dans un cycle autistique de croissance et de développement. Vous pouvez stopper cette tendance et faire marche arrière, mais seulement si le massage est effectué tous les jours.

Nos recherches prouvent que le progrès est beaucoup moindre si le massage est donné tous les deux jours. Quand le corps et le cerveau ont été coincés dans un cycle destructeur, il faut y mettre de l'effort, du temps et de l'énergie pour y remédier. C'est ce que vous faites avec ce massage. Vous développez un nouveau mode de fonctionnement : votre enfant va pouvoir remédier à sa mauvaise perception des informations sensorielles, il va ainsi avoir les capacités d'apprendre.

A chaque fois que vous rencontrez une zone de peau difficile au toucher pour votre enfant et que vous arrivez à lui faire tolérer la gêne occasionnée, vous lui offrez un magnifique cadeau, vous lui offrez la possibilité de se sentir à l'aise dans son corps. Avec cet apport de confort, il peut maintenant apprécier votre toucher, il peut retrouver sa curiosité et il peut commencer à s'amuser avec d'autres enfants. Personne d'autre que le parent ne peut donner ce cadeau à l'enfant.

Vous allez également apprendre au système nerveux de votre enfant à se relaxer. Cela aussi prend du temps. Le système nerveux d'un enfant autiste est facilement stressé, bouleversé et accablé par son environnement. La manière normale de le calmer et de le rassurer (le contact, le toucher, les caresses des parents) ne marche pas pour lui. En amenant son sens du toucher vers un état de plus en plus physiologique, le système nerveux va conjointement pouvoir se relaxer. En fin de journée, malgré toutes les difficultés vécues, vous allez pouvoir rétablir l'équilibre du système nerveux de votre enfant par le massage afin qu'il puisse évoluer, croître et continuer un bon développement. Après six mois de massage journalier, nos recherches nous prouvent qu'un nouveau schéma de fonctionnement du système nerveux se manifeste.

Après cela, vous devrez continuer le massage au moins cinq fois par semaine afin de maintenir et ancrer les progrès.

"Le massage qigong nous donne les "outils" nécessaires pour calmer notre enfant et fait maintenant partie de notre routine du soir avant le coucher. Le massage le calme, il s'endort et reste endormi plus facilement". Une de nos mamans

"On était parti en vacances et notre fils ne voulait pas aller se coucher sans avoir son massage. C'est devenu notre routine! " Un papa

"Le massage nous a vraiment rapproché. Ça marche même pour toute la famille, y compris nous deux!" Deux parents

Comment mesurer les progrès?

Nous pouvons les mesurer de plusieurs manières :
- La première est de le ressentir intuitivement et cela suffit pour certains parents.
- La seconde est d'avoir établi vos objectifs au début du programme, les revisiter six mois après, estimer combien d'entre eux ont été atteints et rétablir de nouveaux objectifs. Certains préfèrent cette méthode.
- La troisième méthode est de remplir deux questionnaires : la Liste de Contrôle Toucher/Douleur et l'Indice de Stress Parental. Le premier évalue la gravité de l'anomalie toucher/douleur et le second établit la difficulté d'élever un enfant autiste. Si vous vous servez de ces questionnaires, vous pourrez évaluer l'évolution de la situation tout au long de l'année. C'est une bonne méthode de noter les progrès car, parfois, nous sommes si préoccupés par notre rôle de parent que nous n'avons pas le temps de discerner les petits changements et progrès. Ils s'accumulent pourtant au fur et à mesure et deviennent importants.

Si vous le pouvez, utilisez ces trois méthodes.

Quand les praticiens QST travaillent avec les parents, ils demandent aux parents de remplir les deux questionnaires en début, milieu et fin de première année. Ceci nous permet de constater que les symptômes d'autisme s'abaissent et tendent à aller vers des niveaux d'enfants de développement normal. Selon la gravité de l'autisme de l'enfant, cela peut prendre une ou deux années. Les enfants affligés d'autisme de haut niveau seront plus lents à réagir au début et pourrons prendre plusieurs mois à developper le contact visuel, à se calmer par eux même, à se concentrer, à écouter et raisonner. Les enfants d'autisme moyen sont plus rapides. Ils ont déjà des fondations neurologiques plus solides mais leur socle d'aptitudes sociales a encore besoin de soutien - il leur faut apprendre à développer une bonne communication avec leur entourage.

Les praticiens se servent des tests pour mesurer les progrès et estimer la durée de l'intervention. Si les tests s'améliorent de 10% pendant les six premiers mois de massage, une amélioration de 20% est attendue en fin d'année à condition que les parents continuent à donner le massage au quotidien. Ce ne sera peut-être pas aussi rapide que les parents le souhaitent, mais c'est néanmoins un grand pas concernant le ressenti de l'enfant. Si les tests marquent 25% de progrès, on trouvera 50% à la fin de l'année avec un massage journalier. Nous ne pouvons malheureusement pas contrôler la rapidité des progrès, mais au fur et à mesure qu'ils se font ressentir, nous devons nous en réjouir!

Ainsi, pour cette année, nous allons vous donner la possibilité d'établir vos objectifs et de jalonner votre chemin de ces questionnaires-tests. Ils sont rapides et simples. Ils prennent moins de 15 minutes. Surtout soyez bien précis et honnêtes quand vous notez vos réponses - vous aurez ainsi des repères bien clairs pour mesurer les progrès de votre enfant et vous serez récompensés de tous vos efforts!

Liste de Contrôle Toucher/Douleur

Faites un petit cercle autour du numéro correspondant
à la réponse décrivant votre enfant.

Toucher/douleur	Souvent	Parfois	Rarement	Jamais
Ne pleure pas quand il se fait mal	3	2	1	0
Ne sais pas si sa couche est propre ou souillée	3	2	1	0
Laver son visage est difficile	3	2	1	0
Couper les cheveux est difficile	3	2	1	0
N'aime pas mettre de chapeau	3	2	1	0
Préfère avoir un chapeau	3	2	1	0
Couper les ongles est difficile	3	2	1	0
Préfère mettre un ou deux gants	3	2	1	0
N'aime pas mettre de gants	3	2	1	0
Couper les ongles des pieds est difficile	3	2	1	0
Ne veut mettre que certaines chaussures (Chaussures molles, sans socquette...)	3	2	1	0
Veut porter les mêmes vêtements tous les jours	3	2	1	0
Ne veut mettre que certains vêtements (Pas d'élastique, des shorts...)	3	2	1	0
Pleure quand il tombe, se fait mal, s'égratigne... (Modèle inversé exprès)	0	1	2	3
Se tape la tête sur une surface dure, résistante	3	2	1	0
Se tape la tête sur une surface molle	3	2	1	0
Ajoutez vos résultats sous chaque colonne :				
Ajoutez les totaux :				

Indice de Stress Parental d'Enfants Autistes

Veuillez estimer les aspects de la maladie de votre enfant en décrivant le taux de stress qu'ils engendrent pour vous et votre famille.					
	Pas de stress	Stress intermittent	Stress souvent	Stress sévère tous les jours	Tellement stressé, parfois je me demande comment je vais pouvoir tenir le coup
Le niveau de communication					
Crises/effondrements					
Aggression avec la famille					
Automutilation					
Difficultés de transition					
Problèmes de sommeil					
Régime alimentaire de votre enfant					
Problèmes digestifs (Diarrhée, constipation)					
Propreté					
Manque de lien avec votre enfant					
Soucis de savoir s'il peut être accepté par les autres enfants					
Soucis pour sa future indépendance					
Sous total					
Total					

Lettre aux parents - l'Histoire d'Anna

Chers parents,

Quand nous avons commencé le QST, ma petite fille avait 3 ans et elle ne parlait pas. Elle était dans son petit monde à elle...c'était si difficile au début du massage ! Elle était complètement bouleversée et nous devions faire des petits bouts de massage de temps en temps, lui donner mon portable pour l'occuper. Et puis, au fur et à mesure des mois, elle s'y est habituée et nous sommes arrivés à ne plus nous servir du téléphone.

Depuis, nous lui avons donné le massage tous les jours depuis deux ans. Elle se relaxe et cela nous rapproche d'elle. J'ai toujours été sa "personne" préférée mais nous sommes aujourd'hui encore plus liées sur un plan affectif. Maintenant c'est un vrai petit "papillon social". Elle adore sa grande soeur. Elle va dans sa chambre quand elle veut jouer avec elle. Elles s'entendent bien. Son langage s'est maintenant développé. Elle comprend tout et parle quand elle le veut.

Sa maitresse d'école maternelle nous dit que son comportement et ses évaluations se trouvent dans une bonne moyenne et qu'elle a nettement progressé. J'ai la chance d'assister ma fille en classe quand je le peux et j'ai les larmes au bord des yeux en observant ma petite, elle répond à toutes les demandes et veut participer à toutes les propositions de la maîtresse. Avant, nous restions sur le parking, elle pleurait tellement, je la soutenais comme je pouvais. Maintenant elle saute de la voiture, cours vers son école, toute heureuse d'y aller.

Avant de commencer le massage, les tests l'avaient placé parmi les enfants d'autisme sévère, les derniers tests ne montrent qu'un niveau très faible. Bien sûr, elle a toujours des retards de développement mais elle grandit et apprend constamment. Nous pensons qu'elle ira à l'école primaire l'année prochaine. Le massage nous a sorti de notre détresse et je le recommande avec gratitude.

Bien à vous, La maman d'Anna

Section 3 : Le Massage

Avant de donner le massage à votre enfant, lisez ce petit chapitre et regardez la vidéo sur notre site **www.qsti.org**, dans notre boutique internet. Pour obtenir le téléchargement gratuis, procédez comme si vous achetiez le CD, puis utilisez le code: **QIGONGMASSAGE**.

Ensuite demandez à un proche de bien vouloir être votre partenaire d'apprentissage. Vous allez vous entrainer, calmement et en douceur, sur le corps de cette personne de confiance et apprendre les 12 mouvements. Prenez votre temps, bien que vous vouliez sans doute les appliquer tout de suite sur votre enfant : résistez ! Retenez les informations données sur votre "Protocole QST en images" (page 30) et assurez vous que vous êtes bien prêt/prête à donner le massage d'une manière fluide.

Dans le futur, vous allez de mieux en mieux comprendre comment adapter les mouvements suivant les besoins et les réactions de votre enfant. Vous allez pouvoir anticiper les réponses corporelles et émotionnelles de votre enfant. Vous allez ressentir les zones de difficultés tactiles et apprendre comment les traiter.

Alors votre enfant va vous faire de plus en plus confiance au fur et à mesure que ses canaux/méridiens vont se dégager et s'ouvrir à la circulation et au passage de l'énergie. Votre enfant va même apprendre à vous demander certains ajustements, il va vous guider vers ses progrès : pression plus forte, plus rapide, plus légère, "tu dois rester à cet endroit plus longtemps" afin de faciliter l'épanchement d'énergie et de circulation.

1 - La forme, la conscience et l'intention: les trois éléments du succès.

La Forme :

Un autre mot pour Forme est Technique. La forme va déterminer 30% de toutes vos possibilités de succès pour ce programme. Vos mains commencent-elles et aboutissent-elles bien à l'endroit prévu dans le protocole ? Accordez-vous assez de temps au massage ou êtes-vous en retard et stressé aujourd'hui ? Vous laissez-vous bien guider par le protocole QST en images des mouvements ? Faites vous le massage de manière confortable pour votre corps ?

Une exécution fluide et facile des mouvements n'est malgré tout pas un but en soi. L'objectif est plutôt de créer une connexion avec votre enfant. Ainsi, votre intuition quant au dégagement/déblocage des points sensibles est beaucoup plus importante qu'un mouvement réalisé de manière fluide et automatique. C'est votre intention en plus de la forme qui va permettre d'éliminer ces blocages, qui va permettre un remplissage d'énergie ainsi que sa bonne circulation.

La Conscience :

Vous connaissez le bien être que procure une bonne communication établie entre personnes : vous vous sentez entendu et compris ! Il semble que la communication verbale et non verbale s'établit parce que vous êtes sur la même longueur d'onde... Cette communication se développe entre vos mains et le corps de votre enfant. Si vous regardez son visage, ses mains, son corps et faites bien attention à sa tension, à sa détente pendant le massage, si vous réagissez en conséquence, le flot d'énergie augmente entre vous deux. C'est une communication physique qui veut dire : "Je te ressens et si tu me donnes des signaux, je vais les interpréter et m'adapter à tes besoins."

Par exemple pendant le massage, vous êtes en train de tapoter le cou de votre enfant et il se met à tourner sa tête vers la droite et puis vers la gauche, continuez à tapoter là où se trouve votre main - c'est comme un petit chat qui vous dit : "Gratte moi ici, gratte moi là !". Après quelques minutes, il arrête ce mouvement de tête, vous pourrez alors continuer le mouvement de massage momentanément stoppé dans sa progression car vous avez répondu à la réaction corporelle de votre enfant. Il vous a montré ses besoins, vous les avez compris, vous vous êtes adapté et avez répondu à sa demande.

L'Intention :

Le fait que le parent puisse maintenir sa concentration et son intention représente 70% de l'efficacité du massage. Vous devez pour cela être physiquement et mentalement prêt à le donner avant de commencer.

Le mot "intention" est porteur d'un certain sens dans la pratique qigong. Cela veut dire que, pour chaque mouvement, vous devez garder vos objectifs jusqu'à la fin de son accomplissement. Par exemple, pendant le massage, votre intention est de faire descendre le Qi, l'énergie, du haut de la tête jusqu'aux pieds, et vous risquez de rencontrer des obstacles sur le trajet. Si vous conservez l'intention dans votre mouvement, vous allez pouvoir vous adapter aux besoins de votre enfant pendant votre "descente" et atteindre vos objectifs.

De plus, votre intention définitive est d'obtenir l'établissement d'un lien entre votre enfant et son monde extérieur afin qu'il puisse communiquer avec ce monde et sa famille. Tout au long de votre pratique du massage, vous allez créer des ouvertures par lesquelles votre enfant va pouvoir voir et expérimenter de lui-même ce monde extérieur. Une bonne partie de votre intention va être de créer un espace accueillant et sécuritaire dans lequel l'enfant peut imaginer son futur. Si vous conservez une intention joyeuse, rassurante et chaleureuse pendant le mouvement, ceci va aider votre enfant à ouvrir ses sens et sa curiosité. Restez donc joyeux, calme, de bonne humeur, neutre et désinvolte même quand vous rencontrez des points difficiles à surmonter. Au début, vous pourrez rassurer votre enfant : " ça va aller, tu va voir". Un peu plus tard, vous pourrez dire la partie du corps que vous êtes en train de tapoter ou presser, cela facilitera le développement du langage. Vous pouvez décider de parler, chantonner ce que vous voulez, mais toujours avec le sourire et la bienveillance. Dès qu'il le pourra, votre enfant va vous rejoindre.

2 - Instructions avant de commencer votre massage:

Engagez-vous physiquement et émotionnellement à partager ces 15 minutes avec votre enfant. Quelques conseils :
- Assurez-vous que la pièce soit bien aérée.
- Faites le point et assurez-vous que vous êtes en bon état physique avec un bon niveau d'énergie.
- Assurez-vous aussi que votre état émotionnel est tel que vous pouvez donner le massage avec une intention chaleureuse. Mentalement, laissez tomber tout le reste de vos problèmes et concentrez-vous sur ce moment. Soyez bien "présent", à l'écoute et sensible aux besoins de l'enfant qui est devant vous.
- Préparez vos mains à donner le massage. (Suivez les instructions dans la vidéo téléchageable gratuitement sur notre site).

Pourquoi dois-je évaluer mon état physique avant de donner le massage ?
Donner le massage qigong signifie que vous allez donner un certain montant de votre énergie à votre enfant. Bien que le massage vous fasse ressentir un certain bien-être à tous les deux, si votre propre énergie est épuisée, stressée ou maladif certain jour, vous allez devoir vous demander si vous avez assez de réserves vous-même ! Il y a des

jours où nous n'avons rien à offrir ! Quand le seau est vide, il n'y a plus d'eau pour personne : c'est à ce moment là qu'une autre personne pourra donner le massage à votre place.

Pourquoi dois-je être calme émotionnellement avant de donner le massage ?

Nos émotions contiennent beaucoup d'énergies, bonnes et mauvaises. Les parents et enfants savent bien lire leurs émotions réciproques. L'énergie ne ment pas : si vous êtes agité pendant le massage, votre enfant va certainement le ressentir. L'efficacité du massage qigong donné par les parents est dû à l'Amour, cet engagement, cette responsabilité que le parent ressent pour son enfant, un amour sans limite ou condition. Quand le parent est relaxé, il peut se concentrer sur l'enfant pendant le massage, cette énergie calme et chaleureuse peut être transmise à l'enfant par le contact et la voix. Les 12 Mouvements du massage ont été adaptés afin de réaliser ce transfert d'énergie de manière calme et affectueuse.

3 - Instructions générales

Dans les instructions de massage qui vont suivre, nous recommandons un certain nombre de répétitions pour chaque mouvement (par exemple : tapoter 3 fois le bras : donc 3 passages), mais vous pouvez les augmenter. Au fur et à mesure que vous gagnerez en confiance, vous allez augmenter le nombre de passages sans même y penser. Vous resterez plus longtemps sur certains endroits car vous serez à l'écoute des réponses de votre enfant. Normalement, la totalité des mouvements devrait prendre 10 à 15 minutes, mais certains jours, si votre emploi du temps le permet, vous accorderez plus de temps pour le massage parce que cela sera bénéfique et plaisant pour vous et votre enfant.

Découvrez le Protocole QST en images page suivante.

Qigong Sensory Therapy

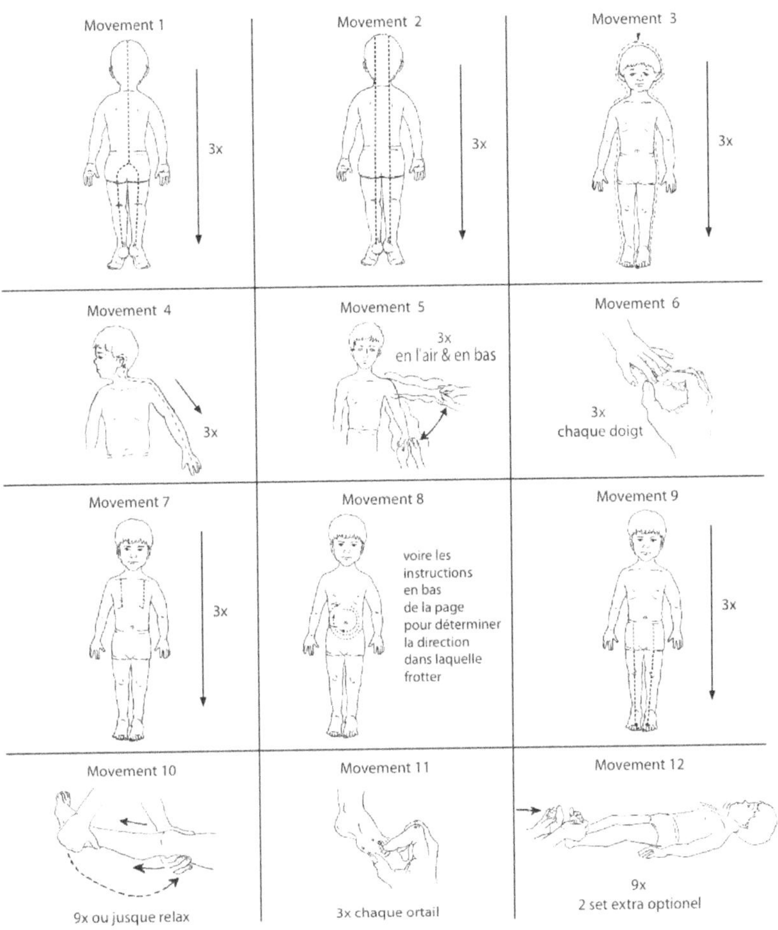

Option 1: les selles de votre enfant sont liquides ou normales, commencez par 9 cercles dans le sens des aiguilles, 9 en sens contraire et puis 9 sens des aiguilles de nouveau.

9x 9x 9x

Option 2: les selles de votre enfant sont constipées, commencez par 9 cercles dans le sens contraire des aiguilles, 9 cercles sens des aiguilles et finir avec 9 cercles sens contraire.

9x 9x 9x

www.qsti.org

Mouvement 1

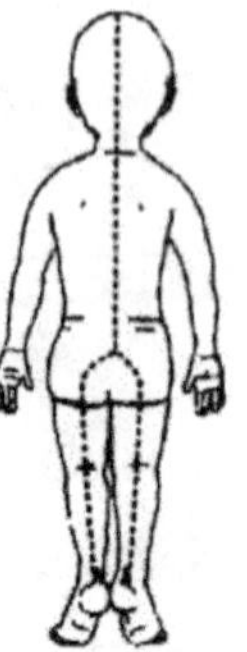

- Ouvre le cerveau et les sens
- Calme
- Evite la marche sur la pointe des pieds
- Stimule et renforce le système immunitaire
- Crée une base pour l'énergie de l'enfant

Faire le mouvement au moins trois fois.

Le point de départ du Mouvement 1 est un des points les plus important que l'on utilise pour le cerveau. Il commence juste au dessus de la fontanelle, le point plus souple en haut de la tête.

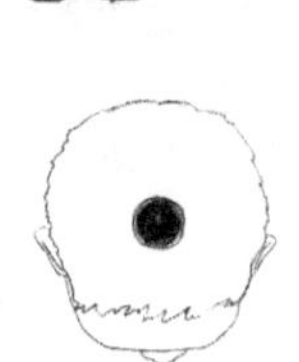

Vous devez commencer à ce point, sinon le massage sera moins efficace. Repérez-le sur le dessin de droite.

Le deuxième point qui ouvre le cerveau se trouve sur l'axe arrière du corps, là où l'os crânien et le cou se rencontrent. Ce point aide votre enfant à orienter sa tête dans votre direction et à vous regarder dans les yeux.

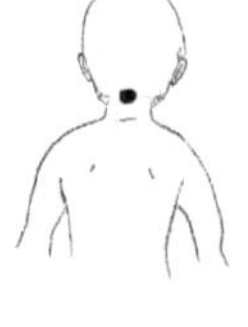

Position de l'enfant :

A plat ventre, tête abaissée, légèrement sur le coté. Si l'enfant refuse de s'allonger, vous pouvez commencer en position assise ou debout, puis dès qu'il va vers le sol, aidez-le à s'allonger.

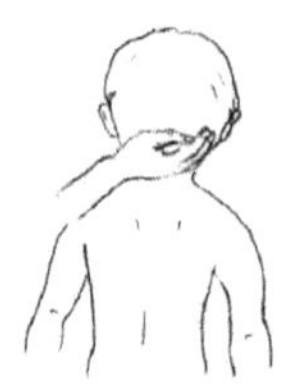

Intention :

Offrir à votre enfant le soutien moral et physique pendant son adaptation à ces premières expériences de massage pouvant être parfois difficiles. Le but énergétique de ce mouvement est d'ouvrir les points du cerveau et de permettre à l'énergie de descendre vers les pieds et le sol. Votre objectif non verbal est d'encourager votre enfant à se mettre calmement sur son ventre et à se relaxer pendant le massage.

Le mouvement :

Avec une seule main en forme de coupe, tapotez la fontanelle (premier point clé) jusqu'à ce que le cou se relaxe et que la tête s'abaisse. Puis tapotez en descendant vers le cou, tournez votre main et tapotez à la base de la tête jusqu'à ce qu'elle se relaxe : c'est le deuxième point clé. Continuez à tapoter et faites descendre l'énergie du cou jusqu'au coccyx. A partir du coccyx, tapotez l'arrière de chaque jambe jusqu'aux chevilles et finissez par quelques tapotements sur le côté extérieur des talons.

Faire attention :

Tout au début, votre enfant refusera peut-être de décontracter son cou et d'abaisser sa tête. Dans ce cas, tapotez d'abord le haut de la tête pendant une bonne minute et puis continuez.

Il y a souvent des bloquages au niveau de la nuque et votre enfant peut se débattre un peu lorsque vous commencez à y tapoter. Dans ce cas, tapotez la nuque jusqu'à ce qu'il se relaxe. Continuez ensuite jusqu'aux talons.

Si les genoux de l'enfant se plient et les pieds flottent en l'air, faites quelques tapotements supplémentaires du derrière des genoux jusqu'aux pieds. Ceci relaxera les jambes et les pieds s'abaisseront.

Ecouter :

Fredonnements (hummm). Si l'enfant commence à fredonner, restez à tapoter là où le fredonnement à commencé jusqu'à ce qu'il s'arrête.

Energie et circulation :

Quand les points du haut de la tête et de la nuque commencent à s'ouvrir, l'énergie et la circulation s'améliorent et le cerveau peut commencer à prêter attention et à faire son apprentissage. Quand la tension emprisonnée dans la tête fait sa descente vers le dos et les pieds, les tapements de tête sur des surfaces s'arrêtent. Quand l'énergie s'achemine confortablement vers les talons, la marche sur la pointe des pieds s'arrête. Au fur et à mesure que l'enfant peut ancrer son énergie vers le sol, il ne se lance plus en l'air quand il s'excite et les comportements d'auto-stimulation avec les mains, les bras et les lancements de buste en arrière se normalisent.

Avec le temps :

Votre enfant peut prendre quelques semaines avant de pouvoir s'allonger, tête baissée, cou relaxé et de pouvoir vous laisser tapoter son cou tout en se relaxant. La détente des jambes arrivera juste après.

Signes de progrès:

Votre enfant prend conscience du monde autour de lui.

Mouvement 2

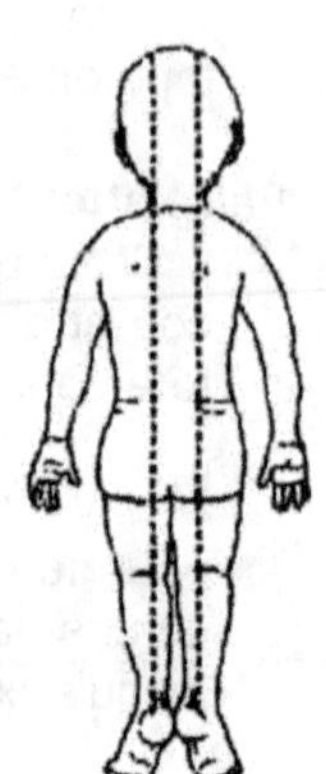

- Restaure les sensations normales de la peau.
- Peut engendrer la propreté.
- Aide à l'élimination des toxines dans les organes.
- Facilite la santé et le bon fonctionnement des organes.

Faire le mouvement au moins trois fois.

Position de l'enfant :

Allongé sur le ventre, tête abaissée, tournée légèrement sur le coté.

Intention :

Continuer à apporter le soutien moral et physique pendant l'ouverture supplémentaire de points conduisant au cerveau et aux organes, ainsi que pour l'acheminement de l'énergie vers les pieds et le sol. Votre but est d'obtenir l'élimination de tous les blocs énergétiques qui empêche votre enfant de s'allonger calmement pendant la durée de ce massage.

Le mouvement :

Avec une main de chaque coté de la fontanelle, tapotez le haut de la tête plusieurs fois. Tenez vos mains parallèles, continuez à tapoter derrière la tête. Tournez une de vos mains pour tapoter la base du crâne (comme dans mouvement 1) et continuez avec vos deux mains parallèles en descendant de chaque coté de la colonne vertébrale jusqu'au bas du dos, puis sur l'arrière des deux jambes jusqu'aux chevilles. Finissez par plusieurs tapotements sur le côté externe des talons.

Faire attention :

Comme pour le Mouvement 1, attardez-vous sur le dessus de la tête et sur le cou si votre enfant remue trop. Si les genoux et les pieds remontent, faites des tapotements supplémentaires des genoux jusqu'aux pieds. Si vous voyez ou ressentez que votre enfant se relaxe un peu plus à chaque essai, recommencez le mouvement plusieurs fois. Si votre enfant fredonne (hummm) à un certain endroit au long du massage – c'est très bien ! - restez à cet endroit jusqu'à ce que le fredonnement s'arrête.

Si vous ressentez un goût bizarre dans votre bouche et une drôle d'odeur autour de vous, c'est parce que les mauvaises toxines des organes de votre enfant sont en train de s'éliminer, répétez le mouvement. C'est une règle générale pour tous les Mouvements mais encore plus importante pour celui-ci.

Ecoutez :

Fredonnement. Attardez-vous là où le fredonnement à commencé jusqu'à ce qu'il s'arrête. Si vous vous trouvez sur le haut de la tête, c'est que la tête s'ouvre; sur la poitrine, se sont les poumons qui s'ouvrent ; sur le bas du dos, les organes viscéraux à leur tour se dégagent.

Energie et circulation :

Au fur et à mesure que les points importants de la tête et du cou se dégagent, les canaux (méridiens) qui relient la tête et le cou s'ouvrent et la circulation s'épanche normalement. La circulation du sang se déverse dans toute la région du dos et les sensations de douleur et de plaisir se normalisent. L'enfant prend conscience de sa couche mouillée ou souillée, ainsi que des sensations de besoin d'évacuation de sa vessie et de son intestin; la propreté devient alors possible. La sensibilité trop forte ou trop faible du toucher se régularise. Les points de chaque coté de la colonne vertébrale se dégagent, ils éliminent les toxines sous-jacentes, la circulation s'améliore et les organes fonctionnent normalement. Les petits tapotements supplémentaires que vous faites sur les talons aident l'énergie à y rester ancrée plutôt que de remonter vers la tête.

Avec le temps :

L'enfant ne se tortille plus, il reste calme pendant le massage. Il commence à fredonner quand vous tapotez sur un point qui dégage un blocage. Plus tard, lorsque tous les points seront dégagés, votre enfant restera bien calme pendant tout le mouvement. Ses talons restent à plat parce que la circulation dans son dos est à son maximum.

Signes de progrès :

Votre enfant va commencer à réagir en pleurant lorsqu'il va se faire mal. Il va aussi ressentir que sa couche est mouillée et va maintenant vous le signaler d'une manière ou d'une autre.

Mouvement 3

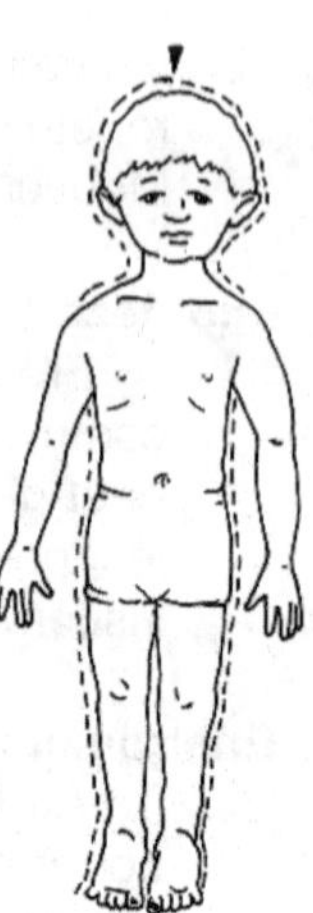

- Contrôle les émotions.
- Améliore la tolérance face aux frustrations.
- Elimine les toxines du corps.

Faire le mouvement au moins trois fois.

Si votre enfant à tendance à se mettre en colère, s'il se débat, donne des coups de pieds, mord, alors ce mouvement va être difficile au début. Après quelques semaines, l'agression diminue et les conditions de massage vont s'améliorer.

Position de l'enfant :

Allongé sur le dos, visage vers le plafond.

Intention :

Connectez-vous aux réactions de votre enfant et ajustez-vous y. Eliminer tous les blocs en descendant de chaque coté du corps.

Le mouvement :

Ce mouvement commence en haut de la tête, tapotez avec le bout de vos doigts et descendez de chaque coté du corps. Quand vous arrivez aux oreilles, mettez vos mains légèrement en coupe, vos doigts en direction de l'arrière de la tête, légèrement écartés, tapotez un bon moment en vous concentrant sur tous les blocs qui se développent en général autour des oreilles. Ne serrez pas les oreilles. Si les blocs sont présents, votre enfant ne va pas accepter l'attention que vous portez à cet endroit, mais si vous ne lui faites pas mal, persistez gentiment. C'est un point très important du massage. Vos mains en coupe, tapotez les côtés du cou, le haut des épaules, les côtés de son torse, ses hanches, et jambes jusqu'aux chevilles.

Attention :

L'enfant se met en mouvements alternés au niveau de la tête, bras, torse, jambes. Ceci veut dire que les canaux de chaque coté du corps sont réveillés et le protocole qigong fait son effet ! Mémorisez les endroits où vous avez ressenti les blocs : autour des oreilles, cotés du cou afin de vous y attarder pendant le Mouvement 4.

Energie et circulation :

Les tapotements sur le haut de la tête et autour des oreilles facilitent la circulation de l'énergie vers les oreilles et établissent les connections entre oreilles et yeux afin que l'enfant puisse finalement regarder et écouter en même temps. Quand les deux cotés du corps peuvent fonctionner en harmonie, l'enfant peut contrôler son humeur et ses émotions.

Avec le temps :

Quand tous les blocs le long du flot sanguin ont été éliminés de haut en bas, l'enfant peut rester allongé calmement. Il peut ressentir des chatouillements, vous devrez ajuster votre massage, plus lentement et avec plus de pression afin de pouvoir « remplir » et que la circulation de l'énergie puisse se poursuivre.

Signes de progrès :

Vous allez observer que votre enfant ne regarde plus avec le coin de ses yeux et son comportement agressif va vraiment s'apaiser.

Mouvement 4

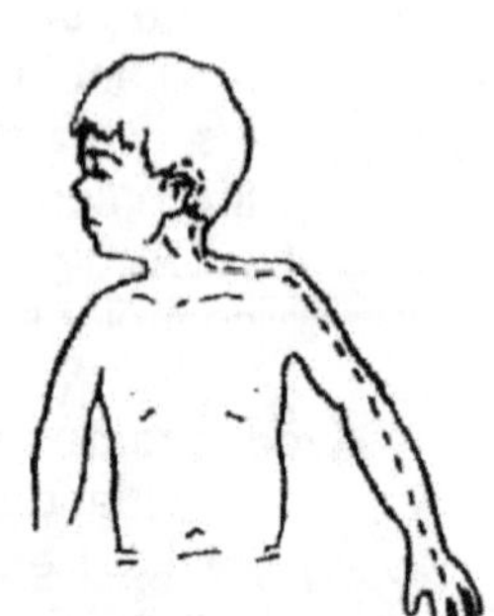

- Ouvre les oreilles et facilite l'écoute.
- Facilite l'acquisition du langage.

Faire le mouvement au moins trois fois.

Position de l'enfant :
Allongé sur le dos, face vers le haut.

Intention :
Découvrir et éliminer les blocages au niveau des oreilles et du cou. Être prêt à passer à la technique de pression/ remplissage dès que le langage du corps (chatouillement, sa main venant toucher la vôtre) de votre enfant vous le demande.

Le mouvement :
Commencez ce mouvement avec vos mains légèrement en coupe sur les oreilles, vos doigts écartés et pointés vers l'arrière de la tête. Tapotez derrière les oreilles et descendez le long du cou, faites bien attention que la raideur s'assouplisse dans le cou. Restez à cet endroit aussi longtemps que nécessaire. Puis tapotez le dessus des épaules et des bras jusqu'aux mains. Vous pouvez faire ce mouvement avec une main seulement et tenir celle de votre enfant avec l'autre.

Attention :
Des sensations de gêne ou de malaise autour des oreilles et le long du cou peuvent se manifester, spécifiquement si votre enfant souffre d'otites, ou s'il ne vous entend pas ou ne parle pas encore. Si l'enfant résiste, vous devez continuer à faire ce mouvement aussi gentiment que possible. Allez plus légèrement et plus doucement, mais faites-le !

Si les oreilles sont chatouilleuses au lieu d'être douloureuses, faites une pression pulsée légère, lente au lieu du tapotement autour des oreilles. Si la main de l'enfant vient retrouver la vôtre, faites des pressions pulsées douces et légères également, comme vous l'avez vu sur la vidéo du DVD téléchargé. Recommencez à tapoter dès que les réactions se calment.

Si votre enfant repousse votre main, tapotez l'oreille et l'épaule en même temps de manière plus légère voire à distance.

Ecouter :
"Ow!"...ceci veut dire que vous devez ajuster votre toucher.
Ecouter le "Hum" et continuez jusqu'à ce qu'il s'arrête.

Énergie et circulation :

Dans l'autisme, il y a souvent plusieurs blocs autour des oreilles, présents sur des couches de plus en plus profondes. L'enfant aura parfois besoin de tapotements légers et rapides jusqu'au moment où il demandera une pression douce et lente. Cela veut dire que les blocs disparaissent, une couche à la fois, et que la circulation se rétablit. L'enfant va faire cette élimination couche par couche, ce vide va devoir être rempli d'énergie. Ce processus peut continuer pendant un certain temps, jusqu'à ce que la circulation revienne dans la région des oreilles.

Avec le temps :

Cette partie de la tête va se guérir et vous ne devrez plus y porter autant d'attention.

Signes de progrès :

Au fur et à mesure que votre enfant va de moins en moins résister à ce mouvement, il va commencer à vous entendre et à vous comprendre. Il voudra bientôt essayer d'exprimer ses pensées.

Afin de ne devoir aller et venir de part et d'autre
de votre enfant, vous pouvez faire les mouvements 4, 5
et 6 à la suite sur un bras,
puis refaire ces 3 mouvements sur l'autre bras.

Mouvement 5

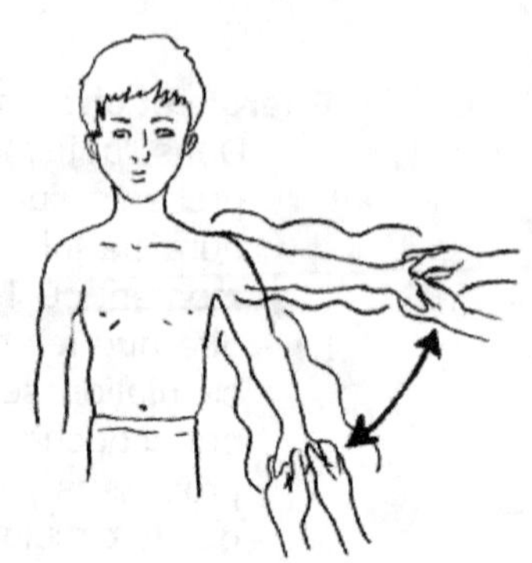

- Facilite le développement social de votre enfant.
- Facilite le contact visuel direct et la communication avec autrui.

Faire le mouvement au moins trois fois avec chaque bras.

Position de l'enfant :

Allongé sur le dos, visage vers le plafond.

Intention :

Attirer et garder l'attention de votre enfant.

Se mettre en contact visuel. En faisant ce mouvement, vous utilisez le mouvement en vague du bras et votre voix pour attirer l'attention de votre enfant, demandez lui de vous regarder dans les yeux. Une fois que vous avez cette attention visuelle, gardez-la aussi longtemps que possible en amusant l'enfant avec ce mouvement.

Le mouvement :

Debout, à coté de votre enfant, regardez-le dans les yeux et prenez sa main entre vos pouces et index. Une de vos mains tient la sienne entre le deuxième et troisième doigt, l'autre entre le troisième et quatrième doigt au niveau de sa paume, le poignet de l'enfant reste souple.

Tirez gentiment sur le bras jusqu'à ce qu'il soit totalement déplié. Le coude doit être droit. Assurez-vous que son poignet reste dans l'axe de son bras tout au long du mouvement afin que l'énergie s'achemine facilement du haut du bras jusqu'aux doigts.

Secouez le bras gentiment, faites-lui faire un arc de cercle de côté jusqu'à hauteur d'épaule, recommencez plusieurs fois. C'est comme le mouvement des ailes d'un ange sur la neige, un bras à la fois. Faites ceci en vous amusant avec l'enfant et en gardant le contact visuel, dîtes : "en haut, en haut, en haut", "en bas, en bas, en bas" pendant le mouvement du bras.

Attention :

Veillez bien à ce que l'enfant garde son regard fixé sur vous pendant ce mouvement. Si l'épaule se contracte et remonte, faites quelques tapotements rapides de chaque coté du cou, sur le haut de l'épaule et le long du bras afin qu'elle se relaxe.

Energie et circulation :

Le mouvement envoie une vague d'énergie dans la poitrine pour ouvrir la région poitrine/coeur, ce que la médecine chinoise appelle le dantian central. C'est le centre affectif et émotionnel qui permet de se mettre en contact avec les autres êtres humains.

Avec le temps :

Votre enfant vous regardera avec le sourire pendant la durée de ce mouvement. Ceci voudra dire que le mouvement coordonne les connexions de base du cerveau afin d'apporter le soutien pour une interaction sociale - les aptitudes de regarder une personne dans les yeux, d'écouter sa voix, et de lui ouvrir son coeur et son esprit. Vous pourrez peut-être commencer à chantonner ensemble et à échanger quelques mots.

Signes de progrès :

Votre enfant va commencer à vous regarder dans les yeux de plus en plus souvent et petit à petit il va pouvoir se mettre en contact avec le monde extérieur.

Mouvement 6

- Facilite le langage et la parole.

Faire le mouvement trois fois pour chaque doigt.

Position de l'enfant :
Allongé sur le dos, visage vers le plafond

Intention :
Dégager tous blocs reliés à chacun des doigts en massant et en tournant puis renouveler l'énergie en remplissant avec de légères pressions.

Le mouvement :
Tenir la main de votre enfant dans une de vos mains, servez-vous de votre autre main pour frotter/lisser doucement et alternativement avec votre pouce et index les cotés de chaque doigt, de leur base au bout de l'ongle. Si les doigts sont très sensibles, faites de légères pressions au lieu de lisser.

Attention :
Des doigts « mous » ou chatouilleux indique qu'il n'y a pas assez de circulation. Passez de la technique du lissage à celle de légères pressions. Un des doigts peut être plus sensible que les autres. Renouvelez la pression jusqu'à ce que la sensibilité s'atténue.

Quelque fois, ce mouvement peut déclencher de forts battements de jambes. Renouveler le mouvement 6 jusqu'à ce que les jambes se relaxent à nouveau. Ceci veut dire que les mains de l'enfant ont pris contact avec ses jambes : c'est très positif.

Lorsqu'un enfant ne parle pas encore, ce mouvement peut faire bouger sa langue et ses lèvres. C'est une bonne nouvelle ! Le cerveau se met en marche pour faciliter la parole. Vous devez continuer à lisser jusqu'à ce que le mouvement de la langue et des lèvres s'arrête.

Ecouter :

Lorsque le dantian central - poitrine/coeur - s'ouvre et s'épanouit, votre enfant va éclater de rire joyeusement. Ceci signifie que la région des émotions, des sentiments s'ouvre et l'enfant commence à ressentir de la joie.

Energie et circulation :

Tout au début, le manque de circulation entraine de la douleur dans les doigts, dès que l'énergie recircule, les doigts s'adoucissent et se relaxent. Chaque doigt correspond à une partie différente du corps : pouce/poumons, index/sinus, majeur/coeur, annulaire/oreilles et l'auriculaire/langue pour l'apprentissage du langage.

Avec le temps :

La sensibilité va se calmer et votre enfant va vous demander le massage des doigts !

Signes de progrès :

Le langage s'améliore.

Mouvement 7

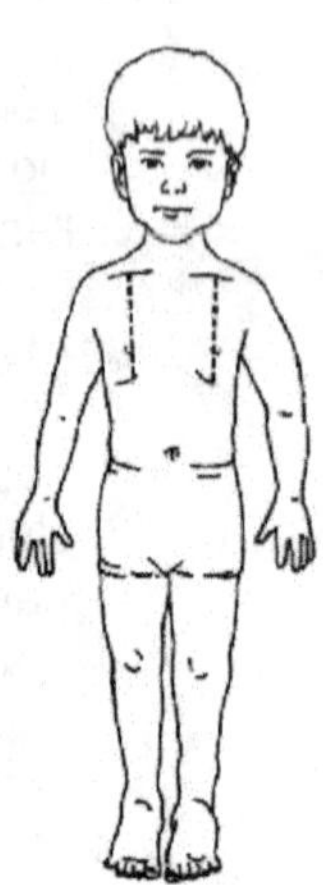

- Facilite l'aptitude de pouvoir contrôler son corps et ses humeurs.
- Aide à surmonter les périodes de transitions.

Faire le mouvement au moins trois fois.

Position de l'enfant :
Allongé sur le dos, visage regardant en l'air.

Intention :
Eveiller et stimuler les mécanismes de contrôle du système nerveux autonome. Le frottement des yeux et les bâillements indiquent que cela se produit.

Le mouvement :
Avec vos deux mains, pressez doucement sur la poitrine en partant de la clavicule, descendez tout droit jusqu'en bas de la cage thoracique (les côtes bougent en respirant et la pression ne fait pas mal). Faites des pressions comme si vous serriez votre enfant bien fort dans vos bras. Recommencer le mouvement jusqu'à ce que l'enfant commence à frotter ses yeux et à bâiller.

Attention :
Les signes de fatigue comme frottements des yeux et bâillements indiquent que le mécanisme se met en marche. Recommencez plusieurs fois afin de permettre au système de bien s'éveiller et se mettre en route.

Les mains de l'enfant vont peut-être venir rejoindre les vôtres. Ceci veut dire que la poitrine se remplit d'énergie appaisante. Mettez alors vos mains sur les siennes et continuez en entraînant ses mains avec les vôtres.

Ecouter :
Au début, votre enfant fredonne et chantonne pendant ce mouvement, plus tard il restera calme et sentira du bien être.

Energie et circulation :
Au niveau de la poitrine et en profondeur se trouve le dantian central moyen, la source d'énergie pour notre fonctionnement émotionnel et sentimental, pour notre "conscience du soi".

Quand le dantian s'ouvre et se détend, l'enfant exprime ses pensées : "Maman, je suis triste ! Papa je suis heureux !" Dès que cette partie s'ouvre et se libère, elle s'approvisionne en énergie, pour l'enfant tout comme pour les parents.

Avec le temps :

Votre enfant deviendra de plus en plus calme, baillera et frottera ses yeux plus rapidement.

Signes de progrès :

Les transitions deviennent plus faciles et l'enfant se contrôle de plus en plus rapidement.

Après quelques mois de massage, votre enfant se relaxe pendant le massage. Vous pouvez inviter les mains d'autres personnes à vos côtés pour vous aider, soutenir vos efforts et augmenter l'apport énergétique.

Mouvement 8

- Facilite la digestion.
- Aide à contrôler diarrhée et constipation.

Faire trois fois, neuf mouvements circulaires.

Position de l'enfant :
Allongé sur le dos, visage en l'air.

Intention :
Dégager et renforcer le système digestif. Découvrir les endroits bloqués et les entrainer vers le bas des jambes. Faites bien attention aux émotions et laisser les faire surface et se relâcher. Savoir quand demander des mains supplémentaires pour accentuer les effets du massage.

Le mouvement :
Ce mouvement consiste à faire de grands cercles doucement autour du nombril. La direction (sens horaire des aiguilles d'une montre ou contre sens) du frottement en tourbillon est TRÈS importante ! Vous faites trois fois neuf cercles. Vous les faites dans une direction puis dans l'autre. Si les selles de votre enfant sont liquides ou normales, commencez par neuf cercles dans le sens des aiguilles, neuf en sens contraire et puis de nouveau neuf dans le sens des aiguilles. Si il est constipé, commencez par neuf cercles dans le sens contraire des aiguilles, neuf cercles sens des aiguilles et finissez avec neuf cercles en sens contraire. Le sens contraire des aiguilles est toujours plus léger et plus rapide que le sens des aiguilles. Quand vous massez en sens inverse des aiguilles, faites comme si vous envoyez l'énergie en l'air et la retirez du ventre. Par contre, quand vous massez dans le sens des aiguilles, ralentissez et faites entrer la bonne énergie dans le ventre. Ceci parait compliqué au début mais rapidement vous le ferez de manière automatique. Vous pouvez imaginer que vous dévissez une vis ou un robinet dans le sens contraire des aiguilles pour faire évacuer les impuretés ! Pensez à le resserrer dans le sens des aiguilles si vous voulez arrêter le flot. Si les selles sont normales, pensez à tourner le robinet vers la droite, dans le sens des aiguilles.

Attention :

Si votre enfant est très relax et commence à fredonner dans sa poitrine, la source d'énergie dans son bas ventre se remplit. Ralentissez et faites quelques cercles supplémentaires dans le sens des aiguilles jusqu'à ce que les fredonnements s'arrêtent. Si les genoux remontent tout doucement, c'est une autre indication que le ventre s'alimente d'énergie. Continuez dans le sens des aiguilles jusqu'à ce que les genoux se relaxent et redescendent.

Si les genoux remontent brusquement, il doit y avoir un blocage et l'énergie a des difficultés à descendre au travers des jambes. Arrêtez le mouvement et tapotez rapidement le long des jambes en commençant en haut des cuisses jusqu'à ce qu'elles se rallongent doucement et se relaxent. Puis recommencez vos cercles sur le ventre. Si les mains de votre enfant rejoignent les vôtres, ceci veut dire que le bas ventre se remplit d'énergie. Ralentissez et continuez.

Ecouter :

Un bourdonnement bas et profond : le niveau d'énergie du bas ventre remonte et se renforce. Continuez jusqu'à ce que le bourdonnement s'arrête.

Energie et circulation :

Ce mouvement dégage la constipation, arrête les diarrhées et facilite l'absorption des aliments. Au fond du ventre se trouve le dantian inférieur, le centre de la force vitale. Dès que les selles se régularisent, le dantian fait son plein. Vous pouvez demander l'aide de mains supplémentaires.

Avec le temps :

Vous devrez adapter votre mouvement en fonction des selles de votre enfant.

Signes de progrès :

Les selles de votre enfant vont devenir normales. L'appétit va revenir. L'enfant va mieux manger et essayer de nouveaux aliments.

*Nous aidons à débloquer avec un mouvement rapide et léger
dans le sens contraire des aiguilles (comme dévisser ou ouvrir un robinet). Nous
invitons l'énergie avec un mouvement lent et appuyé dans le sens des aiguilles
(comme visser ou fermer le robinet).*

Mouvement 9

- Elimine les toxines logées dans le ventre.
- Renforce les jambes.

Faire le mouvement au moins trois fois.

Le Mouvement 9 est très important:
il ouvre les canaux qui éliminent les toxines logées
dans le ventre.

Position de l'enfant :
Allongé sur le dos.

Intention :
Dégagez les blocages et donnez de l'énergie aux jambes. S'assurez que le flux entre ventre et jambes est fort et fluide.

Le mouvement :
Avec une main sur chaque jambe, tapotez du bassin (depuis les os du bassin de part et d'autre du nombril) jusqu'aux chevilles et continuez sur le dessus des pieds.

Attention :
Si les genoux de votre enfant remontent, cela veut dire qu'il veut essayer de dégager certains blocages. Continuez à tapoter sur les cuisses jusqu'à ce que les jambes se relaxent.

Si les jambes sont chatouilleuses ou sensibles, cela veut dire que la circulation est faible. Au lieu de petits tapotements, appliquez de légères pressions et allez doucement.

Ecouter :
Petit ricanement ou "ow" nous indiquent que les jambes sont vides et vous devez passer à de lentes pressions.

Energie et circulation :
Tout d'abord le sang circule à fleur de peau et puis la circulation s'approfondit et alimente les jambes. Si les jambes manquaient d'énergie, elles vont maintenant se sentir fonctionelles.

Avec le temps :

Votre enfant va se relaxer et apprécier les tapotements.

Signes de progrès :

Après les premiers massages, votre enfant aura sans doute des selles vert foncé, gluantes et de mauvaise odeur. C'est une très bonne nouvelle car il évacue la vieille bile de son foie. S'il était constipé, ses selles seront maintenant normales. La force des jambes va se rétablir.

Lorsque vous aurez atteint le Mouvement 10,
vous et votre enfant serez bien détendus et silencieux.

Mouvement 10

- Calme.
- Facilite le sommeil.

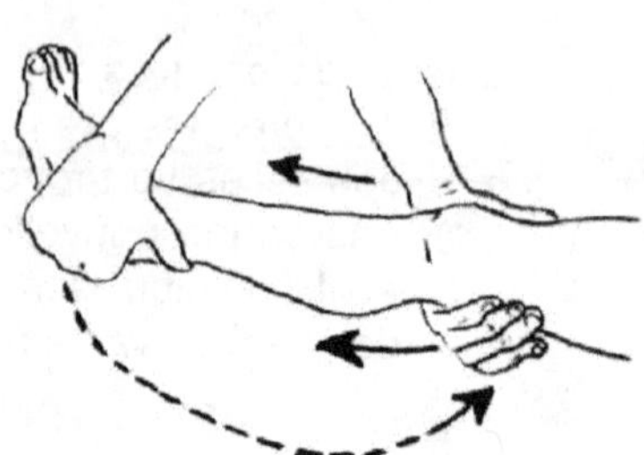

Faites le mouvement neuf fois ou jusqu'à la décontraction de la jambe.

Position de l'enfant :
Allongé sur le dos

Intention :
Faire descendre tout le Qi vers les jambes et les talons, ce qui permettra à l'enfant de se calmer et de se relaxer.

Le mouvement :
Avec vos deux mains, une jambe à la fois, lissez doucement du derrière du genou au talon. Echange de main comme sur le schéma. Continuez jusqu'à ce que la jambe soit bien relaxée.

Attention :
Si ce mouvement chatouille l'enfant ou s'il rigole, cela veut dire que la jambe est faible et vidée d'énergie. Ralentissez le mouvement en mettant plus de pression ou faites des arrêts en resserrant la main (paume/doigts).

Ecouter :
Vous et votre enfant devriez être silencieux maintenant.

Energie et circulation :
Ces longs mouvements de lissage invitent l'énergie et la circulation jusqu'au bas de la jambe. Ceci calme et assagit votre enfant.

Avec le temps :
Si vous faites le massage avant son heure du coucher, votre enfant s'endormira avant la fin du mouvement.

Signes de progrès :
S'endormir sans problème.

Mouvement 11

- Dégage les jambes et le ventre.
- Fait le plein d'énergie dans les doigts de pieds.

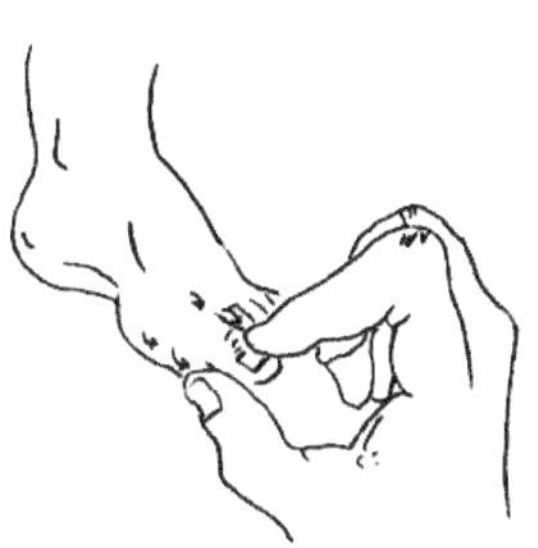

Faire le mouvement trois fois pour chaque orteil.

Position de l'enfant :
Allongé sur le dos.

Intention :
Remplir les orteils d'énergie, soyez prêt à frotter, presser ou faire "la bicyclette" si nécessaire.

Le mouvement :
Comme le mouvement 6 sur les doigts de la main, frottez gentiment chaque orteil, entre votre pouce et votre index, de la base à l'ongle. Avec de tout petits pieds, faites de votre mieux. Si les orteils sont très sensibles, pressez le dessus et le dessous de(s) l'orteil(s) en même temps.

Adaptation du Mouvement 11 : la "bicyclette" :
Si votre enfant rétracte son pied à cause de la douleur, adaptez vous, tenez son pied et faites-le pédaler ! Ainsi, les muscles principaux de la jambe renvoient le sang vers le bout du pied. A chaque fois que le pied redescend, pressez un orteil pour envoyer le sang jusqu'au bout du pied. Répétez cinq fois (1 pression pour chaque orteil).

Attention :
Si un orteil est plus sensible que les autres, pressez-le gentiment pendant quelques secondes pour le remplir.

Ecouter :
"Ow !" ou rigolade : manque de circulation pressez le dessus et le dessous de(s) l'orteil(s) en même temps sans bouger la peau..

Energie et circulation :
Au début, il y a peu de circulation et il faut alors faire "la bicyclette". Les muscles de la jambe renvoient le sang vers les bouts de pieds. Chaque orteil correspond à une partie différente du corps : gros orteil, deuxième et troisième: digestion, le

quatrième : foie et vésicule biliaire, le tout petit est relié à la vessie et aux reins.

Avec le temps :

Si vous avez commencé avec "la bicyclette", faites des pressions et puis plus tard vous pourrez frotter légèrement sans que l'enfant rétracte ses pieds. Les orteils ne seront plus douloureux et votre enfant appréciera cette partie du massage.

Signes de progrès :

Vous n'aurez plus de difficulté à couper les ongles de pieds, les capacités motrices et la santé en général s'améliorera.

Mouvement 12

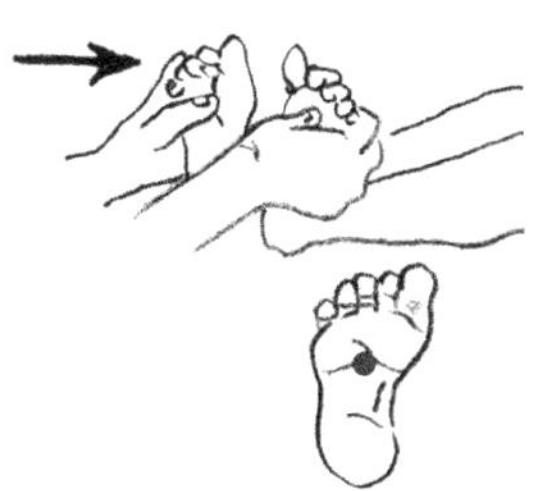

- Fait remonter l'énergie vers le cerveau.
- Les trois dantians font le plein d'énergie pour assurer la vitalité physique, mentale, sociale, développer l'apprentissage et assurer le rattrapage du développement.

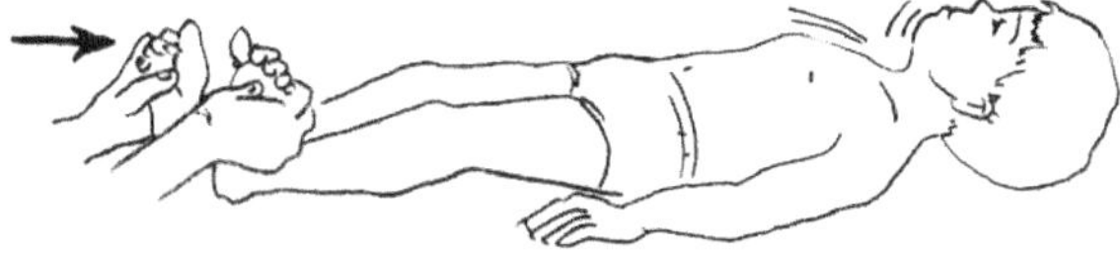

Faire une série de neuf pulsations lentes. À la fin de cette série, demander à l'enfant s'il en désire une autre. Renouvelez votre demande à chaque fin de série.

Position de l'enfant :

Allongé sur le dos.

Intention :

L'enfant est maintenant très détendu. Lors de chaque pulsation, faire remonter l'énergie vers le cerveau, des pieds à la tête, en alimentant les réserves d'énergie du ventre, de la poitrine et du cerveau (les 3 dantiens).

Le mouvement :

Le corps de votre enfant doit être bien droit, dans l'axe de la colonne vertébrale. Vous pouvez demander à une autre personne de tenir la tête afin qu'elle ne tourne pas d'un coté ou de l'autre. Prenez chaque pied entre votre pouce et index. Si les pieds sont très sensibles au début, posez vos paumes sur la plante des pieds et pousser les orteils avec vos doigts. Massage après massage, vous parviendrez à la bonne position et au bon mouvement.

Soutenez-vous bien fermement, appuyez gentiment neuf fois et fléchissez les pieds. Allez doucement et comptez à haute voix. Concentrez votre bonne énergie afin de nourrir le système de votre enfant et remplir tous les vides jusqu'au cerveau. Après les neuf premières répétitions, demandez à votre enfant si vous pouvez recommencer. S'il le demande vous pouvez le faire aussi longtemps que possible.

Attention :

Le menton de l'enfant remontera légèrement si vous faites le mouvement correctement. Si vous voyez des petits tics sur le visage de l'enfant, continuez jusqu'à ce que cela s'arrête ou que l'enfant vous le demande. Si nous pouvions avoir l'image de l'activité cérébrale à ce moment là, vous verriez que le cerveau est en train de réaliser de multiples connexions.

Ecouter :

Une fois que les pieds ont fait leur plein d'énergie, le silence s'établit pendant le massage !

Energie et circulation :

L'énergie que vous avez fait descendre aux pieds va pouvoir soutenir une circulation énergétique efficace : elle va monter jusqu'au cerveau en remplissant tous les vides.

Avec le temps :

Les pieds sont souvent les derniers endroits alimentés par la circulation. Les orteils peuvent être sensibles pendant des mois.

Signes de progrès :

Progrès d'apprentissage et de développement.

Section 4 :
Un Journal Hebdomadaire
pour garder le cap!

Vous allez bientôt commencer le programme de massage pour votre enfant sur une année, aussi, pour vous soutenir, vous trouverez chaque semaine dans cette section, une lettre ainsi qu'un Journal Hebdomadaire.

La pluspart du temps c'est "Louisa et Pam" qui vous adressent ces lettres. Mais certaines sont écrites par un parent, un membre de la famille ou un thérapeute Qigong. Nous y avons inséré de multiples informations qui vous aideront au cours de votre pratique.

En début d'année, nous parlerons de l'apprentissage du massage, comment remédier aux résistances qui se présenteront, comment anticiper les problèmes et comment ajuster le massage aux besoins de votre enfant. Ensuite, nous parlerons d'autres techniques et comment le massage Qigong remédie aux déficiences causées par l'autisme parmi les jeunes enfants. Puis, nous vous aiderons à changer vos techniques afin d'adapter le massage aux besoins du développement de votre enfant, comment présenter le massage QST à la maitresse d'école ainsi qu'à votre médecin. Et pour finir, les thérapeutes et autres parents partageront leurs expériences.

Ces lettres devraient anticiper vos besoins tout au long de l'année. Nous espérons qu'elles vous aideront à "maintenir le cap" quand le quotidien devient difficile ou si vous perdez courage. Nous espérons que les lettres d'autres parents vous remonteront le moral si toutefois il arrive à son niveau le plus bas.

Le Journal Hebdomadaire va vous permettre de prendre des notes concernant votre massage journalier. Faites l'effort d'y inscrire vos questions, vos ressentis, vos idées, vos observations et les changements observés de semaine en semaine. Cela vous aidera à faire le point, à suivre les progrès, les changements, les améliorations que d'autres personnes observent, à noter les questions auxquelles vous voulez avoir les réponses ; trouvées dans votre index. Ce sera une bonne référence pour votre thérapeute, ou lorsque vous discuterez avec le médecin, la maitresse d'école afin de tous travailler en collaboration.

Semaine 1
Lettre aux Parents - Apprentissage du massage: Tapotement et Pressions

Visionnez à nouveau la vidéo.

Chers parents,

Vous avez regardé la vidéo et vous avez maintenant une bonne idée de la structure des 12 Mouvements. Affichez vos 12 Mouvements au mur, là où vous pouvez facilement les voir. Remplissez les questionnaires : « Autisme Toucher/Douleur » et « Liste de Contrôle du Stress Parental ».

Voici la partie la plus importante du massage et ce qui le rend différent des autres. Il doit être en harmonie avec les réactions de votre enfant. C'est un massage « sur mesure » à chaque fois ! Vos émotions, elles aussi, sont très importantes. Il faut que vous soyez calme. Votre enfant le ressentira et vous aidera pendant le massage.

Au début des mouvements 1 et 2, il vous faudra décider du genre de toucher : tapotement ou pression ? Comment le savoir ? Ce n'est pas difficile, vous êtes déjà connecté avec votre enfant et vous savez décider ce qui lui convient ou ne lui convient pas.

Vous le saurez dès que vous répondrez à la question suivante : votre enfant a-il un seuil élevé de perception de la douleur quand il se fait mal ?

Si la réponse est oui, votre enfant sera dans la catégorie "moins sensible" et vous devrez sans doute commencer avec les tapotements. Ils ouvrent et procurent la tolérance au toucher.

De toute façon, sans vous soucier de ce qu'il aime ou pas, vous allez devoir choisir la technique qui va lui apporter le plus de soulagement et d'apprentissage possible.

En général :
- **Les enfants hyposensibles ou moins sensibles** au toucher sont moins alertes et parlent peu. Ils ont besoin de beaucoup de tapotements sur le dessus de la tête et dans le dos pour ouvrir leur conscience. Lorsqu'ils commencent à chantonner ou fredonner (« humm ») pendant les tapotements, cela indique de l'augmentation de leur prise de conscience.

Ensuite, après quelques mois de massage, ils deviennent trop sensibles ! Faites bien attention, parce que, à ce moment là, il vous faudra remplacer les tapotements par des pressions, ce qui les aidera à prendre conscience des différentes parties de leur corps. Ces différentes parties vont ensuite être perçues comme formant un tout.

- **Les enfants hypersensibles** au toucher sont plus conscients de leur entourage et parlent davantage. Ils sont conscients du toucher mais ne peuvent pas beaucoup le tolérer. Vous devrez commencer le massage en faisant des pressions pour tous les mouvements. Quand ils pourront de nouveau tolérer les tapotements c'est que la peau aura retrouvé sa perception naturelle.

Ne vous faites pas de soucis si vous ne comprenez pas tout cela au début : ce protocole de guérison est inspiré d'anciennes traditions au service de toutes nouvelles déficiences que subissent nos enfants ! Vous allez le pratiquer pendant une année entière et à la fin de cette année, vous aurez compris beaucoup de choses. Vous allez devenir des experts !

Recevez nos vœux de bon cheminement,

Louisa et Pam

Journal Hebdomadaire - Semaine 1

❤ TOUJOURS Y METTRE DE L'AMOUR ❤

Cochez chaque jour de massage

Dim.   Lun.   Mar.   Mer.   Jeu.   Ven.   Sam.

Vos remarques :

Pendant le massage		**Pendant la semaine**
Mv 1	S'allonge/ne s'allonge pas ?	Sommeil :
Mv 2	Dos – fredonne ?	Intestins :
Mv 3-4	Oreilles – refuse ?	Crises :
Mv 5	Allez bras ! Remonte ! Contact visuel ?	Affection :
Mv 6	Doigts - lissage ou pression ?	
Mv 7	Poitrine – se frotte les yeux, baille, se relaxe ?	Contact visuel :
Mv 8	Ventre - diarrhée/constipation ?	Ecoute :
Mv 9-10	Jambes – tapotement ou pression	Parle :
Mv 11	Doigts de pied – lissage, pression, bicyclette ?	
Mv 12	Plantes de pieds – refuse ?	Autre :

Remarques positives d'autres personnes au sujet de votre enfant …

Vos pensées et vos impressions pendant le massage …

Vos questions au cours de la semaine…

Rappelez-vous ! Trouvez les réponses à vos questions dans l'Index.

Semaine 2
Lettre aux Parents - Résistance au massage

Chers parents,

Au début de l'application du massage, la plupart des enfants vont le refuser ou y résister. Si c'est le cas pour votre enfant, rassurez-vous ! Il l'acceptera rapidement. Surtout ne le forcez pas et ne vous débattez pas avec lui, ça ne marchera pas...le principe de base du massage est la relaxation et le rapport parent/enfant. Il doit avoir son massage journalier et il faut donc trouver une technique qui lui fera accepter le contact jusqu'à ce que le sens du toucher se rétablisse.

"Au début, c'était bien difficile pendant les premières semaines. Notre enfant nous disait que son corps faisait mal partout. Mais, petit à petit il a commencé à apprécier son massage. Et puis, les changements sont apparus : il a commencé à mieux dormir, à jouer tout seul et ses paroles sont devenues plus claires. Ça valait tellement la peine de continuer malgré les résistances du début" - Une maman

Certains parents ont trouvé des solutions temporaires pour commencer le massage ; par exemple la télévision ou un DVD afin de canaliser leur enfant. D'abord, il va vous falloir décider si vous devez commencer avec des tapotements ou des pressions. Mettez un petit film en route, asseyez-vous calmement à coté de lui et commencez le massage doucement. Dans ce cas, vous ne pourrez pas vous mettre en contact visuel avec l'enfant pendant le Mouvement 5 - ceci viendra plus tard. Pour le moment, vous allez juste essayez de faire le massage afin que sa peau commence à ressentir un certain bien-être et en arriver à moins de résistance.

Après quelques semaines, peut-être même quelque mois, vous pourrez le "sevrer" et ne plus mettre de vidéo. Vous pouvez lui laisser regarder votre portable et dès qu'il n'y porte plus attention, retournez-le pour cacher l'écran. S'il le redemande, retournez-le de nouveau. Vous verrez, petit à petit son attention se détournera de l'écran pour aller de plus en plus vers les sensations corporelles causées par le massage: il abandonnera progressivement les autres stimulants. Dès qu'il abandonne le portable, commencer à le regarder dans les yeux pendant le Mouvement 5.

Si votre enfant ne veut pas s'allonger au début, vous pouvez commencer le massage debout ou assis. Commencez là où vous pouvez, nous sommes tous confrontés à cette adaptation ! Ne vous faites pas de souci, au début, vous allez vous préoccuper de rétablir le sens du toucher, ensuite vous pourrez vous concentrer sur la relaxation. Si l'enfant bouge trop, une autre personne peut le tenir gentiment devant la télévision. Il ne faut pas serrer fort, cela causerait un refus total, mais trouver une façon de le "contenir" dans un embrassement bienveillant pendant que vous lui donnez le massage.

Certains enfants refusent totalement le massage au début, semblent ensuite pouvoir le tolérer pendant quelques temps et puis soudainement ils sont accablés et refusent. Dans ce cas arrêtez, attendez une minute et recommencez là où vous avez été interrompu. N'attendez pas que votre enfant descende de la table et commence à faire autre chose. Mais ces petites interruptions aident l'enfant à supporter le massage de plus en plus longtemps, "l'accablement" disparait normalement après quelques semaines.

"Elle résiste encore mais elle devient de plus en plus calme. Elle tolère les mouvements 1 et 2 maintenant et souvent le 3 et 4 avant que l'on doive faire une pause. C'est du progrès, non !!!" - Un papa

Continuez votre bon travail ! La résistance n'est qu'un passage et votre enfant le surmontera. Si vous persistez, le massage va lui redonner le plaisir d'être touché et ensemble, vous pourrez savourer cette complicité.

Tous nos bons souhaits,
Louisa et Pam

Journal Hebdomadaire - Semaine 2

♥ TOUJOURS Y METTRE DE L'AMOUR ♥

Cochez chaque jour de massage

Dim.   Lun.   Mar.   Mer.   Jeu.   Ven.   Sam.

Vos remarques :

Pendant le massage   **Pendant la semaine**

Mv 1   S'allonge/ne s'allonge pas ?   Sommeil :
Mv 2   Dos – fredonne ?   Intestins :
Mv 3-4   Oreilles – refuse ?   Crises :
Mv 5   Allez bras ! Remonte !   Affection :
           Contact visuel ?
Mv 6   Doigts - lissage ou pression ?
Mv 7   Poitrine – se frotte les yeux,   Contact visuel :
           baille, se relaxe ?
Mv 8   Ventre - diarrhée/constipation ?   Ecoute :
Mv 9-10   Jambes – tapotement ou pression   Parle :
Mv 11   Doigts de pied – lissage,
           pression, bicyclette ?
Mv 12   Plantes de pieds – refuse ?   Autre :

Remarques positives d'autres personnes au sujet de votre enfant ...

Vos pensées et vos impressions pendant le massage ...

Vos questions au cours de la semaine...

Rappelez-vous ! Trouvez les réponses à vos questions dans l'Index.

Semaine 3
Lettre aux parents – Les signes à observer pendant le massage

Chers parents,

Grâce au massage que vous réalisez, vous aidez le système nerveux de votre enfant à rattraper tout ce qui n'était pas possible dans sa plus tendre enfance. Ainsi, votre enfant ne se laissait pas prendre dans les bras pour se calmer le soir avant d'aller au lit. Et même lorsque vous pouviez le tenir, il ne voulait pas vous regarder dans les yeux ou vous prêter attention.

Il a grandit depuis, et n'a toujours pas   appris à s'endormir, se calmer ou vous regarder dans les yeux. Il n'a pas pas pu le faire parce que le cerveau d'un enfant a besoin de beaucoup de toucher bienveillant, rassurant et calmant de la part de ses parents. Ce contact physique, ce toucher affectif, n'a pas pu être réalisé de manière qualitative du fait de la défaillance du sens tactile ! Comme la plupart des enfants autistes, il n'aime pas être touché parce que certainnes zones de sa peau sont douloureuses ou engourdies.

L' atout principal du massage QST est qu'il va vous être possible de discerner ces endroits et de restaurer la normalité du sens tactile : les endroits engourdis vont se réveiller, les endroits douloureux vont se calmer ; ils vont ainsi pouvoir de nouveau accepter de recevoir le toucher bienveillant et en éprouver du bien-être.

"Ce qui me donne du courage c'est de réaliser que le massage lui donne à nouveau la possibilité de bien se sentir dans sa peau. Ce massage a redonné à mon fils une expérience de bien-être quand je le touche, il peut maintenant ressentir d'autres émotions. Qu'elle chance nous avons eu de trouver ce programme !" - Une de nos mamans

Pendant les six mois à venir, votre attention va se porter sur toutes les parties de la peau qui semblent sensibles et vous allez vous y concentrer jusqu'à ce qu'elles soient de nouveau normales pour l'enfant. Il faut tenir compte que pour assurer le développement normal de votre enfant, il faut restaurer les sensations normales à toutes les parties hyper ou hyposensibles de la peau. Par exemple, si les oreilles de votre enfant sont sensibles au toucher, il va y avoir un blocage à tout niveau de fonctionnement des oreilles, l'ouïe incluse. A partir du moment où vous utilisez le massage QST pour normaliser le sens du toucher aux oreilles, votre enfant va s'arrêter de les protéger et va commencer à écouter !

Même chose pour les doigts : un des premiers outils de communication est le doigt - un enfant va normalement montrer ce qu'il veut avec son doigt. C'est de la communication gestuelle, comme le langage des signes. Mais si ses doigts lui font mal, l'enfant ne va pas s'en servir et ne pointera pas avec son index les objets désirés. Mais vous allez commencer à masser ses doigts jusqu'à ce qu'ils retrouvent leur sensation normale. Cela pourra prendre un ou deux mois. Une fois le sens du toucher rétabli à cet endroit, il commencera à s'en servir pour montrer. C'est là où, pendant le massage, vous allez voir une relation directe entre les doigts (communication gestuelle) et la partie langage du cerveau. Après quelques massages des doigts, vous allez observer un mouvement des lèvres et de la langue. Il ne s'en rendra pas compte et vous n'aurez pas à lui faire remarquer, mais vous aurez activé la zone du langage de son cerveau. Continuez à masser ses doigts et vous pourrez vous attendre à l'apparition de mots et de paroles plus fréquentes dans les jours et semaines à venir.

Quand quelque chose ne fonctionne pas dans votre maison, vous allez voir ce qui se passe et puis vous le faites réparer : vous suivez deux signaux : ça ne marche pas et puis ça marche de nouveau. Pendant les 12 mouvements du massage QST, votre enfant, par ses réactions, va vous montrer ce qui ne marche pas. Ce qui importe le plus sont les endroits qui font mal, là où ça ne marche pas bien du tout. Ceci vous indique les déficiences sensorielles de certaines parties de la peau. Il faut y remédier. Le massage va les restaurer.

Trois signes indiquant que la peau ne ressent pas normalement le toucher :

Douleur :
Quand un endroit fait mal, l'enfant va se rétracter ou va essayer d'enlever votre main. Rappelez vous bien qu'il n'est pas normal que le toucher fasse mal ! Cela veut dire que vous venez de toucher un endroit qui a besoin d'être soigné. Les endroits les plus douloureux/sensibles sur le corps de l'enfant sont les oreilles, les doigts et les orteils, mais d'autres endroits peuvent l'être également.

Qu'allez-vous faire pour y remédier ? Vous restez sur cet endroit douloureux et vous changez de technique : si vous tapotiez, commencez à faire des pressions, si vous faisiez des pressions, commencez à tapoter. Continuez pendant un certain temps et observez : l'enfant commence t'il à se relaxer ? Les signes de malaise devraient diminuer et s'arrêter. Alors recommencez là où vous aviez changé de technique. Les doigts peuvent prendre un mois à se guérir, les oreilles encore plus longtemps s'il y a un gros problème de langage. Les orteils peuvent résister plusieurs mois.

Chatouillement :

Un des signes de chatouillement est le fou-rire. Le cou, les doigts, les orteils ainsi que les jambes peuvent être chatouilleux. Si le cou est chatouilleux, votre enfant va se cabrer et commencer à rigoler pendant le massage. Le chatouillement veut dire que la peau est trop sensitive. A ce signe, restez sur cette partie mais ralentissez et faites des pressions, ceci devrait disparaitre dans les jours suivants.

Engourdissement :

Vous ne verrez pas ce signe pendant le massage, vous pourrez juste constater que votre enfant ne pleure pas quand il tombe et se fait mal. Au fur et à mesure des massages, l'engourdissement disparait et votre enfant qui, jusqu'à présent était paisible pendant le massage, va soudainement se plaindre que vous lui faites mal... ce réveil de la peau se manifeste aussi par un comportement plus excité et plus émotionnel. Nous avons pu l'observer chez la moitié des enfants que nous traitons : soudainement ils entrent dans une phase d'hypersensibilité.

"Il me dit qu'il est tombé et il veut un pansement...
ça c'est nouveau !" - Un papa

"Il ressent le froid sur ses mains maintenant
et veut mettre ses gants !" - Une maman

"Elle ressent la douleur maintenant. Elle ne me mord
plus et me fait des câlins avec tendresse !
Le Qigong marche pour nous !" - Une maman

La peau de votre enfant qui était engourdie, commence à ressentir. Votre enfant reprend maintenant conscience de son corps et s'accoutume à toutes les nouvelles sensations.

Si vous prenez conscience de ce passage d'hypersensibilité vous allez pouvoir accompagner votre enfant au plus juste avec le massage qigong. Vous allez devoir changer tous les mouvements en "pression". Ne faites pas beaucoup bouger la peau, faites lentement des pressions en suivant les mouvements. La pression va faciliter la tolérance du toucher et calmer le système nerveux.

Après quelques semaines ce passage difficile évoluera, la sensation du toucher redeviendra correcte : le niveau de douleur lors de blessures sera normal, il fera preuve de compassion, il deviendra plus câlin et affectueux.

Qu'elle belle récompense après avoir dépassé cette phase d'hypersensibilité !

Continuez votre excellent travail !

Louisa et Pam

Journal Hebdomadaire - Semaine 3

♥ TOUJOURS Y METTRE DE L'AMOUR ♥

Cochez chaque jour de massage

Dim.   Lun.   Mar.   Mer.   Jeu.   Ven.   Sam.

Vos remarques :

Pendant le massage

Mv 1	S'allonge/ne s'allonge pas ?
Mv 2	Dos – fredonne ?
Mv 3-4	Oreilles – refuse ?
Mv 5	Allez bras ! Remonte ! Contact visuel ?
Mv 6	Doigts - lissage ou pression ?
Mv 7	Poitrine – se frotte les yeux, baille, se relaxe ?
Mv 8	Ventre - diarrhée/constipation ?
Mv 9-10	Jambes – tapotement ou pression
Mv 11	Doigts de pied – lissage, pression, bicyclette ?
Mv 12	Plantes de pieds – refuse ?

Pendant la semaine

Sommeil :
Intestins :
Crises :
Affection :

Contact visuel :

Ecoute :
Parle :

Autre :

Remarques positives d'autres personnes au sujet de votre enfant …

Vos pensées et vos impressions pendant le massage …

Vos questions au cours de la semaine …

Rappelez-vous ! Trouvez les réponses à vos questions dans l'Index.

Semaine 4
Lettre aux parents - Les signes indiquant que le massage atteint ses objectifs.

Chers parents,

La peau est reliée au cerveau par des millers de petits nerfs sensitifs ! On peut penser que le cerveau est quelque chose d'isolé dans la boite crânienne...on oublie qu'il est relié par ces milliers de nerfs sensitifs qui le mettent en communication avec toutes la surface de la peau.

Pourquoi cette connexion ? Parce que le sens du toucher fait croître le cerveau, il développe aussi notre "être social".

Les êtres humains sont des « animaux sociaux » et nous survivons en étant sociable. Mais nous ne sommes pas sociaux de naissance. Il nous faut apprendre à le devenir. Nous apprenons à manger, à dormir, à s'occuper de nos besoins, à communiquer, à s'accorder avec autrui et à vivre à proximité d'autres personnes. Le jeune enfant est constamment récompensé pour ses sourires, ses efforts qui engendrent des réponses positives d'échanges sociaux.

Plaisir et satisfaction sont les récompenses. Pendant ses premières années, le sens du toucher est le sens le plus important pour l'enfant, le contact humain lui donne du plaisir et de la satisfaction quand il est nourri et quand on s'occupe de lui. Pendant ces moments, il regarde le parent et voit, comme dans un mirroir, son plaisir et sa satisfaction se refléter sur le visage de sa famille. Le toucher donne le contact physique qui engendre le sentiment de connexion à soi-même et le contact visuel qui permet les échanges d'émotions.

Quand nous établissons une communication visuelle avec notre enfant, il nous semble que nous sommes en contact direct avec son être et que nous pouvons lire ses pensées.

Dans le cas de l'autisme, presque tous ces échanges sont absents à cause des déficiences du toucher et du manque de contact visuel. Les parents aimeraient tant obtenir ces échanges… Vous allez pouvoir commencer à le restaurer : votre objectif est de rétablir le bien-être de la peau de votre enfant ainsi que les connexions cérébrales de la peau qui jusqu'à présent étaient engourdies.

Veillez aux signes et vous allez vous rendre compte que ces connexions se produisent. Certains de ces signes sont normaux, mais votre enfant n'a jusqu'alors pas réagit de manière normale. D'autres signes vont être tout nouveaux. En voici quelques uns :

- Il commence à se relaxer quand vous le touchez. Ces signes se développent progressivement lorsque vous massez sa tête et son dos pendant Mouvements 1 et 2.
- Il ne se débat plus
- Il s'allonge au début du massage
- Il abaisse sa tête
- Il relaxe son corps
- Il établit un rapport entre son corps et vous
- Il fredonne - mise en communication et satisfaction. Ce signe se manifeste avec le dos, Mouvements 1 et 2
- Contact visuel - il se rapproche de vous. Ce signe se manifeste généralement avec le bras et la main, Mouvements 5 et 6
- Il vous sourit- il communique son bien-être : Mouvements 5 et 6
- Il se calme par lui-même. Maintenant son cerveau commence à se réguler en accédant à la relaxation: Mouvement 7
- Il ferme ses yeux
- Il se frotte les yeux
- Il baille
- Certaines parties de son cerveau qui jusqu'à présent étaient endormies se réveillent. Ce signe se manifeste surtout avec les doigts: Mouvement 6
- Mouvements spontanés de la langue et des lèvres - la zone cérébrale du langage s'active
- Son cerveau enregistre ces nouvelles transformations : Mouvement 12
- Petits tics des yeux et du visage : le cerveau communique et s'intègre.

Tous ces signes veulent dire que l'information donnée par le massage a atteint le cerveau de l'enfant et lui enseigne ses aptitudes sociales et d'autorégulation : comment se mettre en contact, se relaxer, communiquer, rester calme et bien se sentir dans sa peau. Réjouissez-vous ! Le massage aide le cerveau de votre enfant à communiquer et il va pouvoir maintenant davantage contrôler son comportement et devenir un "être social".

De bons progrès ....
Tous nos meilleurs souhaits,
Louisa et Pam

Journal Hebdomadaire - Semaine 4

❤ **TOUJOURS Y METTRE DE L'AMOUR** ❤

Cochez chaque jour de massage

Dim.   Lun.   Mar.   Mer.   Jeu.   Ven.   Sam.

Vos remarques :

Pendant le massage   **Pendant la semaine**

Mv 1	S'allonge/ne s'allonge pas ?	Sommeil :
Mv 2	Dos – fredonne ?	Intestins :
Mv 3-4	Oreilles – refuse ?	Crises :
Mv 5	Allez bras ! Remonte !	Affection :
	Contact visuel ?	
Mv 6	Doigts - lissage ou pression ?	
Mv 7	Poitrine – se frotte les yeux,	Contact visuel :
	baille, se relaxe ?	
Mv 8	Ventre - diarrhée/constipation ?	Ecoute :
Mv 9-10	Jambes – tapotement ou pression	Parle :
Mv 11	Doigts de pied – lissage,	
	pression, bicyclette ?	
Mv 12	Plantes de pieds – refuse ?	Autre :

Remarques positives d'autres personnes au sujet de votre enfant ...

Vos pensées et vos impressions pendant le massage ...

Vos questions au cours de la semaine ...

Rappelez-vous ! Trouvez les réponses à vos questions dans l'Index.

Semaine 5
Lettre aux parents

Tout va bien ! Vous avez maintenant passé le cap des quatres semaines ! Vous avez déjà donné le massage 30 fois et vous maitrisez mieux le massage...un témoignage de parents à la fin du programme :

"Donner le massage semble si naturel pour moi.
C'est avec la même énergie et état d'être que je touche
mon enfant maintenant".   - La maman de Kari M.

Si vous observez la maman d'un enfant de six mois assis sur ses genoux, vous verrez qu'elle n'arrête pas de le toucher, de jouer avec ses mains, ses pieds, de l'embrasser, de lui faire des câlins, de le tourner vers elle, de le tourner vers une audience.... En une heure elle va toucher son enfant des centaines de fois. C'est quelque chose d'instinctif que de toucher son enfant....

Une fois que vous et votre enfant serez accoutumés au massage, vous allez devenir plus sereins. Nos recherches démontrent que le massage est bienfaisant pour la personne qui donne autant que pour la personne qui le reçoit. Les parents disent que s'ils commencent le massage après une longue journée fatigante, ils se sentent frais et comme ravivés.

Quand le parent donne le massage, les résultats sont encore meilleurs parce que le contact libère les hormones de liens affectifs, du parent comme de l'enfant. Presque toute la totalité des parents qui ont donné le massage à leur enfant nous dit qu'ils se sentent maintenant très proches de lui.

"Le massage nous a rapprochées.
Nous sommes désormais beaucoup plus unies."
J. - La maman de Mary

Au fur et à mesure que vous vous sentez plus à l'aise avec le massage, vos propres sens vont se révéler et vous allez être plus alerte : vous allez prendre conscience du corps de votre enfant plus profondément et vous allez y ressentir les endroits déficients, surtout autour de son cou et de ses oreilles. Vous allez les tapoter du bout de vos doigts ou appliquer de faibles, petites et courtes pressions suivant ce qu'il préfère ou suivant ce qu'il tolère le mieux.

Une autre observation pendant le massage est une odeur ou un goût bizarre.

"Quand j'ai fait le massage la semaine dernière, j'avais
un drôle de goût métallique dans la bouche !"
Le papa d'Andrew C

Ceci veut dire que vous aidez votre enfant à éliminer des toxines qu'il aurait pu absorber dans sa nourriture ou son environnement. Si ce goût ou cette odeur deviennent trop fort, ouvrez la fenêtre et continuez. Pendant que votre enfant apprend à se relaxer, sa circulation s'améliore et ce n'est pas rare que son corps commence à éliminer ses impuretés pendant les premiers mois de massage. Nos recherches nous ont montré que les enfants autistes ont un niveau d'impuretés chimiques plus élevé que les enfants de développement normal. Il leur faut donc passer cette étape d'élimination et le massage va les aider.

Une autre question posée par nos parents est la suivante : "le massage qigong peut-il m'aider moi aussi ?". Elever un enfant souffrant du syndrome de l'autisme peut être exténuant ! Et oui, le massage peut aussi vous aider. Le peuple chinois a fait ces exercices Qigong depuis des millénaires pour améliorer santé et vitalité. Ces exercices donnent de grands résultats positifs s'ils sont effectués tous les jours. La recherche montre qu'ils diminuent le stress, améliorent l'énergie et renforcent le système immunitaire. Nous avons créé une routine d'exercices qigong de 15 minutes pour les parents et les thérapeutes. Si vous êtes intéressés pour vous mêmes, vous pouvez consulter notre librairie sur le site internet www.qsti.org. Si vous pouvez pratiquer cette routine tous les jours, vous pouvez être sûr que vous ne le regretterez pas.

Continuez votre excellent travail, vous allez atteindre vos objectifs en meilleure santé et avec une meilleure conscience de votre corps et de votre esprit.

Meilleurs souhaits,
Louisa et Pam

Journal Hebdomadaire - Semaine 5

❤ TOUJOURS Y METTRE DE L'AMOUR ❤

Cochez chaque jour de massage

Dim.   Lun.   Mar.   Mer.   Jeu.   Ven.   Sam.

Vos remarques :

Pendant le massage		**Pendant la semaine**
Mv 1	S'allonge/ne s'allonge pas ?	Sommeil :
Mv 2	Dos – fredonne ?	Intestins :
Mv 3-4	Oreilles – refuse ?	Crises :
Mv 5	Allez bras ! Remonte ! Contact visuel ?	Affection :
Mv 6	Doigts - lissage ou pression ?	
Mv 7	Poitrine – se frotte les yeux, baille, se relaxe ?	Contact visuel :
Mv 8	Ventre - diarrhée/constipation ?	Ecoute :
Mv 9-10	Jambes – tapotement ou pression	Parle :
Mv 11	Doigts de pied – lissage, pression, bicyclette ?	
Mv 12	Plantes de pieds – refuse ?	Autre :

Remarques positives d'autres personnes au sujet de votre enfant …

Vos pensées et vos impressions pendant le massage …

Vos questions au cours de la semaine …

Rappelez-vous ! Trouvez les réponses à vos questions dans l'Index.

Semaine 6
Lettre aux parents – Le massage avec l'aide du conjoint ou de la fratrie.

Bien chers parents

Vous donnez ce massage Qigong à votre enfant depuis quelque temps maintenant. Vous avez désormais établi une routine agréable. Votre enfant peut certainement accepter d'être touché, l'ambiance est plus sereinne. Vous pouvez maintenant demander de l'aide au reste de la famille : votre époux (se), autres adultes et enfants de la famille. Rappelez-vous bien combien le sens du toucher est essentiel au développement de l'enfant. Il bénéficiera tellement des massages donnés par toutes mains bienveillantes.

Il y a beaucoup de façons d'inviter l'aide de votre entourage. Vous pouvez chacun vous relayer pendant un mouvement. Par exemple, pendant les mouvements 1 et 2, un parent peut tapoter du haut de la tête vers le dos et l'autre parent peut prendre la suite à partir des hanches en tapotant en direction des talons. Spécialement si votre enfant a du mal à rester tranquille ou si ses pieds sont en l'air, ou si ses jambes sont agressives, le tout aidera votre enfant à se calmer.

Pendant le mouvement 3, surtout si votre enfant est sujet aux otites, une personne peut tapoter les oreilles, l'autre le dessus des épaules et cela va l'aider à dégager ses oreilles. Une autre personne peut vous rejoindre et tapoter les cotés de son corps. Pendant le Mouvement 4, une autre personne peut vous rejoindre, tapoter ou faire des pressions sur les bras. Pour les mouvements 5 ou 6, l'autre personne peut rassurer l'enfant en mettant légèrement sa main sur sa poitrine afin de l'engager socialement et faciliter sa parole.

En général, pendant que vous travaillez sur la partie supérieure du corps, la main d'une autre personne sur la poitrine sera la bienvenue. Pendant que vous travaillez sur la partie inférieure du corps, une autre main sur le ventre va vous faciliter la tâche. Même les jeunes enfants de votre famille peuvent jouer ce rôle.

Si votre enfant est constipé, une troisième main peut tapoter les jambes pendant que vous faites les cercles sur le ventre en Mouvement 8. En cas de diarrhée, l'autre main devra faire des pressions sur les jambes au lieu de tapotements. Et finalement, pendant qu'un des parents fait les mouvements 10 et 11, l'autre main de support sur le ventre aidera votre enfant à faire la connexion entre son ventre et le bas de ses jambes. Ceci facilitera ses habiletés motrices.

A n'importe quel segment du massage mais surtout pour le Mouvement 12, une autre main sur le ventre ou la poitrine de votre enfant aidera le corps à trouver son équilibre. Parfois, l'enfant prend la main du parent et la pose sur son front ou son visage, sa poitrine ou son ventre. Si vous êtes à l'écoute de ses réactions, il vous guidera souvent pour vous montrer où appliquer les autres mains de soutien.

Plusieurs mains facilitent la tâche, dans ce cas elles augmentent l'efficacité du massage et rassemblent la famille autour d'un objectif commun. Appréciez ces précieux moments!

De tout coeur,
Louisa et Pamela

Journal Hebdomadaire - Semaine 6

♥ TOUJOURS Y METTRE DE L'AMOUR ♥

Cochez chaque jour de massage

Dim.   Lun.   Mar.   Mer.   Jeu.   Ven.   Sam.

Vos remarques :

Pendant le massage		**Pendant la semaine**
Mv 1	S'allonge/ne s'allonge pas ?	Sommeil :
Mv 2	Dos – fredonne ?	Intestins :
Mv 3-4	Oreilles – refuse ?	Crises :
Mv 5	Allez bras ! Remonte !	Affection :
	Contact visuel ?	
Mv 6	Doigts - lissage ou pression ?	
Mv 7	Poitrine – se frotte les yeux,	Contact visuel :
	baille, se relaxe ?	
Mv 8	Ventre - diarrhée/constipation ?	Ecoute :
Mv 9-10	Jambes – tapotement ou pression	Parle :
Mv 11	Doigts de pied – lissage,	
	pression, bicyclette ?	
Mv 12	Plantes de pieds – refuse ?	Autre :

Remarques positives d'autres personnes au sujet de votre enfant ...

Vos pensées et vos impressions pendant le massage ...

Vos questions au cours de la semaine ...

Rappelez-vous ! Trouvez les réponses à vos questions dans l'Index.

Semaine 7
Lettre aux Parents - Technique pour faciliter les transitions

Chers parents,

Désormais, votre enfant est accoutumé au massage et se calme plus rapidement au son de votre voix et à votre contact. Il peut se calmer par lui-même grâce au Mouvement 7 et ses crises sont moins fréquentes, moins intenses et de plus courte durée.

Mais il lui est peut-être encore difficile de gérer la transition d'une activité à une autre.

Par exemple, il faut s'arrêter de jouer et grimper sur la table de massage... Bien qu'il aime son massage, il décide de résister à votre décision. Il lui semble que vous le privez de quelque chose !

Les changements lui sont encore difficiles et il a besoin d'un soutien supplémentaire.

Pour qu'il puisse passer d'une activité à l'autre, il lui faut écouter et prêter attention à ce qu'on lui demande. Il lui faut rester calme pendant qu'il abandonne une activité avant d'en reprendre une autre. C'est sa capacité à être "calme et réceptif" qui est encore en challenge.

Souvent les parents ont recours au chantage pour faciliter ces transitions : "si tu viens avec moi, je t'achèterai une glace". Mais c'est là une solution bien temporaire pour un problème qui est par nature persistant! Votre enfant doit apprendre à accepter ces transitions sans causer d'agitation. La vie est pleine de transitions, de passages et votre enfant se sentira mieux s'il apprend à les vivre calmement.

Il y a une technique, simple et efficace, qui peut lui permettre de le mettre en chemin. Mais cela ne peut se passer que si vous avez déjà pu obtenir le calme avec le Mouvement 7. Il doit avoir appris à se relaxer grâce à la pression appliquée sur la poitrine. Comme toujours, vous allez devoir recourir au toucher pour retenir son attention et le garder calme et réceptif. Cette fois ci, se sera avec une pression sur la poitrine.

Prenez cet exemple : il regarde la télé et vous voulez qu'il vienne se mettre à table. Voilà comment s'y prendre:

1. Toucher le. Gentiment, vous vous asseyez à coté de lui et doucement vous mettez une main sur sa poitrine, l'autre sur son dos à la même hauteur et vous pressez avec fermeté et douceur.

2. Donnez vos instructions. Quand vous ressentez qu'il y prête attention, dites : "Le dinner est prêt, viens manger".

3. Répétez et offrez de l'aide : " Le dinner est servi, veux-tu que je t'aide?".

4. Aidez physiquement : s'il n'y a toujours pas de réponse, faites une pression sur la poitrine avec vos deux mains et guidez le en le soulevant doucement mais fermement. Dites : " Nous allons diner maintenant". Vous marchez à coté de lui tout en vous dirigeant vers la table et sa chaise. A ce moment, il pourra faire la transition et se mettre à table.

Alors voilà les étapes à suivre : prennez contact, donner vos instructions, offrez votre aide, apportez votre support physique. Pas de cri, pas de larme.

Vous verrez que cette technique marche beaucoup mieux que de lui commander de venir à table. Et il n'y aura pas d'agitation. A la base, il aime bien manger mais il n'aime pas passer d'une chose à l'autre. Lui donner le support physique au niveau de sa poitrine lui apporte l'aide nécessaire qui le rend calme pendant la transition. Après quelque temps, vous pourrez obtenir le même résultat avec une seule main assurée sur son dos.

Entrainez-vous!
Tous nos souhaits de réussite,
Louisa et Pam

Journal Hebdomadaire - Semaine 7

♥ TOUJOURS Y METTRE DE L'AMOUR ♥

Cochez chaque jour de massage

Dim.   Lun.   Mar.   Mer.   Jeu.   Ven.   Sam.

Vos remarques :

Pendant le massage		**Pendant la semaine**
Mv 1	S'allonge/ne s'allonge pas ?	Sommeil :
Mv 2	Dos – fredonne ?	Intestins :
Mv 3-4	Oreilles – refuse ?	Crises :
Mv 5	Allez bras ! Remonte ! Contact visuel ?	Affection :
Mv 6	Doigts - lissage ou pression ?	
Mv 7	Poitrine – se frotte les yeux, baille, se relaxe ?	Contact visuel :
Mv 8	Ventre - diarrhée/constipation ?	Ecoute :
Mv 9-10	Jambes – tapotement ou pression	Parle :
Mv 11	Doigts de pied – lissage, pression, bicyclette ?	
Mv 12	Plantes de pieds – refuse ?	Autre :

Remarques positives d'autres personnes au sujet de votre enfant …

Vos pensées et vos impressions pendant le massage …

Vos questions au cours de la semaine …

Rappelez-vous ! Trouvez les réponses à vos questions dans l'Index.

Semaine 8
Lettre aux parents - Deux techniques supplémentaires: une pour l'apaisement et l'autre pour le contact visuel

Chers parents,

La semaine passée, nous vous avons présenté une technique spéciale pour faciliter les transitions de la journée et de la vie. Nous espérons que vous obtenez de bons résultats.

Cette semaine nous vous présentons deux autres techniques. La première aide votre enfant à se calmer quand il devient trop turbulent. La seconde vous aide à attirer son attention.

Comme la technique de la semaine passée, ces techniques sont plus efficaces si votre enfant a déjà bénéficié du massage Qigong pendant plusieurs semaines ou plusieurs mois. Son corps est ainsi plus ouvert aux réponses tactiles et sensorielles.

Vous servir de ces deux nouvelles techniques vous donne l'avantage d'activer un endroit précis pour mettre certains comportements en marche. La seule différence est que vous ne poussez pas le bouton, vous le tapotez.

Nous pensons que ces techniques supplémentaires, qui utilisent les mêmes principes que le massage Qigong, vous seront très utiles. Et si vous découvrez d'autres techniques comme certains de nos parents, partagez-les avec nous tous !

Le "Bouton Zen" :
Le point de digito-pression se trouve sur le haut de la tête, la fontanelle, là où nous commençons le Mouvement 1. C'est le point sur lequel vous devez faire des pressions douces quand l'enfant s'agitte et quand vous voulez qu'il se calme et ralentisse. Tout simplement !
Une de nos mamans nous racontait son histoire : elle attendait le bus avec son fils qui s'énervait de plus en plus. Elle a alors commencé à tapoter sur sa tête et il a pu se calmer jusqu'à ce que le bus arrive. Elle en était toute étonnée ! Parfois un tapotement un peu plus rapide donne de meilleurs résultats, parfois c'est le moins rapide qui fonctionne ! La prochaine fois que votre enfant s'énerve et a de la peine à se calmer, essayez le Bouton Zen.

Vous pouvez également l'essayer quand votre enfant marche sur la pointe de ses pieds, cela l'aidera à se remettre sur sa plante et ses talons.

Le Bouton "Fais moi face" :

Tout en haut de la colonne vertébrale, là ou elle se joint au cou, se trouve un autre bouton. C'est là où vous tapotez pendant le Mouvement 1 pour relaxer le cou. Ce bouton est directement relié à la partie du cerveau qui commande "Fais moi face" quand vous appelez un enfant et u'il se tourne vers vous. Par contre il est très difficile pour les enfants autistes de se retourner quand on prononce leur nom: ils ne répondent pas de cette manière là en général. Mais votre enfant aura bien besoin de cette aptitude lorsqu'il ira à l'école, il est donc nécessaire de le préparer à l'avance.

Si votre enfant est occupé dans son coin et vous voulez qu'il vous écoute, faites ceci : asseyez vous ou mettez vous à sa hauteur, gentiment commencer à tapotez le bouton regarde-moi avec votre main en coquille. Après quelques tapotements, dites son nom. Vous allez voir... il va se retourner pour vous faire face ! Maintenant il vous prête attention et vous pouvez lui parler.

Au début, votre enfant aura besoin du tapotement en provenance de la personne qui dit son nom mais après un certain temps, il répondra à son nom sans avoir eu besoin du tapotement.

Ayez recours à ces techniques aussi souvent que possible pendant l'apprentissage de votre enfant pour l'encourager à se calmer à vous faire face et vous prêter attention.

Tous nos bons souhaits,
Louisa et Pam

Journal Hebdomadaire - Semaine 8

♥ TOUJOURS Y METTRE DE L'AMOUR ♥

Cochez chaque jour de massage

Dim.   Lun.   Mar.   Mer.   Jeu.   Ven.   Sam.

Vos remarques :

Pendant le massage		**Pendant la semaine**
Mv 1	S'allonge/ne s'allonge pas ?	Sommeil :
Mv 2	Dos – fredonne ?	Intestins :
Mv 3-4	Oreilles – refuse ?	Crises :
Mv 5	Allez bras ! Remonte !	Affection :
	Contact visuel ?	
Mv 6	Doigts - lissage ou pression ?	
Mv 7	Poitrine – se frotte les yeux,	Contact visuel :
	baille, se relaxe ?	
Mv 8	Ventre - diarrhée/constipation ?	Ecoute :
Mv 9-10	Jambes – tapotement ou pression	Parle :
Mv 11	Doigts de pied – lissage,	
	pression, bicyclette ?	
Mv 12	Plantes de pieds – refuse ?	Autre :

Remarques positives d'autres personnes au sujet de votre enfant …

Vos pensées et vos impressions pendant le massage …

Vos questions au cours de la semaine …

Rappelez-vous ! Trouvez les réponses à vos questions dans l'Index.

Semaine 9
Lettre aux parents - Résoudre les problèmes de sommeil

Bien chers parents,

Vous savez que le massage Qigong est basé sur la médecine chinoise. Cette médecine est basée sur la circulation d'énergie dans le corps. Dans notre premier livre, nous ne savions pas encore si les parents allaient être intéressés par tout ce qui concerne l'énergie et comment s'en servir. Certains parents le sont, d'autres pas. Ainsi les informations données dans nos trois prochaines lettres s'adresseront aux parents qui veulent en savoir un peu plus. Nous y aborderons les sujets du sommeil, de l'ouïe, du langage et des crises de nerfs. Si cela vous intéresse, apprenez, mais rassurez-vous, le succès de vos massages ne dépend pas de votre intérêt approfondi pour la médecine chinoise.

Vous avez un sens inné de l'importance de l'énergie. Vous savez reconnaître un plein ou un manque d'énergie. Le nouvel intérêt est de savoir comment la médecine chinoise décrit l'énergie et les blocs d'énergie. Si vous vous demandez ce qui peut bloquer l'énergie, voici quelques raisons : les toxines, les blessures, le stress, un mauvais régime, les infections, les médicaments et le manque de sommeil. Ces blocs interrompent le flux de l'énergie et provoquent des symptômes variés, remédiables par le massage qigong.

La manifestation d'un des blocages est que les enfants autistes ne dorment pas bien en général. Selon le point de vue de la médecine chinoise, quand on s'endort, le mouvement naturel de l'énergie, descend vers le bas et va à l'intérieur du corps : on se calme et on se replie sur nous-même.

Si le flux d'énergie est bloqué, il ne peut pas descendre, il reste enfermé dans la tête et on ne peut pas se laisser aller. On reste en état « d'éveil mental » ...on rumine, l'énergie tourne en rond...

Le cou et les épaules sont deux endroits ou les blocs se logent, les muscles sont tendus, il y a formation de noeuds qui empêchent l'énergie de descendre. Cette énergie restre coincée dans la tête...si vous voulez que votre enfant s'endorme le soir, vous allez devoir éliminer ces blocs en faisant descendre l'énergie du cou vers les épaules et jusqu'aux pieds. Les Mouvements 1 et 2 vous aident à y parvenir. Quand l'enfant s'allonge pendant ces deux mouvements, cela veut dire que l'énergie est descendue et qu'il va bientôt s'endormir.

Le sommeil est un des problèmes que le QST peut solutionner. En voici un autre :

Il s'endort à l'heure du coucher mais est victime de réveils nocturnes. L'énergie a non seulement une direction d'écoulement mais également une profondeur. Elle ne s'achemine pas seulement au niveau de la peau le long du dos mais aussi à travers les couches de musculaires et tissulaires. Si votre enfant a de sérieux problèmes de sommeil, son cou doit être très bloqué, ses muscles et tissus sont tendus en profondeur jusqu'aux os. Avec les premiers massages, vous allez obtenir une relaxation au niveau de la peau, l'enfant se détendra et s'endormira mais se réveillera quelques heures plus tard. Ce qui veut dire que les couches internes sont encore bloquées.

Alors, c'est tout simple : lors du massage suivant, dirigez votre attention sur les muscles internes du cou et des épaules, tapotez du bout de vos doigts à la base du cou jusqu'à ce que vous ressentiez la relaxation profonde jusqu'aux os de cette partie du corps. Aussi tapotez ses épaules jusqu'à ce qu'elles soient toutes molles sous vos doigts. Vous allez peut-être devoir faire cela pendant plusieurs jours. Quand vous aurez pu relaxer en profondeur les muscles du cou, ce bloc profond sera éliminé et l'enfant devrait alors dormir toute la nuit !

En vous souhaitant de meilleures nuits...
Louisa et Pam

Journal Hebdomadaire - Semaine 9

❤ TOUJOURS Y METTRE DE L'AMOUR ❤

Cochez chaque jour de massage

Dim.   Lun.   Mar.   Mer.   Jeu.   Ven.   Sam.

Vos remarques :

Pendant le massage		**Pendant la semaine**
Mv 1	S'allonge/ne s'allonge pas ?	Sommeil :
Mv 2	Dos – fredonne ?	Intestins :
Mv 3-4	Oreilles – refuse ?	Crises :
Mv 5	Allez bras ! Remonte !	Affection :
	Contact visuel ?	
Mv 6	Doigts - lissage ou pression ?	
Mv 7	Poitrine – se frotte les yeux,	Contact visuel :
	baille, se relaxe ?	
Mv 8	Ventre - diarrhée/constipation ?	Ecoute :
Mv 9-10	Jambes – tapotement ou pression	Parle :
Mv 11	Doigts de pied – lissage,	
	pression, bicyclette ?	
Mv 12	Plantes de pieds – refuse ?	Autre :

Remarques positives d'autres personnes au sujet de votre enfant ...

Vos pensées et vos impressions pendant le massage ...

Vos questions au cours de la semaine ...

Rappelez-vous ! Trouvez les réponses à vos questions dans l'Index.

Semaine 10
Lettre aux parents: les oreilles de votre enfant.

Chers parents,

Vous allez passer du temps à masser les oreilles de votre enfant et vous allez être étonnés des résultats ! Jusqu'à présent le choix entre tapotement ou pression était votre principale préocupation. Mais aujourd'hui, nous allons aborder les oreilles avec la vision de bloquage énergétique.

Il est indésirable d'avoir des blocs qui empêchent les perceptions sensorielles, les émotions, les sensations de faire des progrès et qui empêchent la possibilité de bien écouter et apprendre à parler. Alors que faire pour libérer les blocages au niveau des oreilles de votre enfant ?

Portez votre attention sur la peau. Normalement, vous tapotez ou vous faites des pressions lors des Mouvements 3 et 4 pendant quelques semaines ou mois, jusqu'à ce que la peau se révèle agréable au toucher. Vous allez aller un peu plus loin pour le bon fonctionnement des oreilles : vous allez vous assurer que les muscles le long du cou, juste en dessous et derrière les oreilles, soient tout à fait relaxés et confortables.

Tapotez donc les alentours des oreilles avec le bout des doigts d'une main et tapotez les épaules avec l'autre main en même temps. Vous pouvez demander l'aide d'une tierce personne. Ainsi, les muscles vibrent et le blocage disparaît.

Généralement, nous ne pensons pas au fait que la peau et les petits muscles autour des oreilles puissent perturber ou réduire le sens de l'ouïe mais les techniques de médecine chinoise, méconnues par notre médecine occidentale, va grandement vous venir en aide.

Nos meilleurs voeux à tous,
Louisa et Pam

Journal Hebdomadaire - Semaine 10

♥ TOUJOURS Y METTRE DE L'AMOUR ♥

Cochez chaque jour de massage

Dim.   Lun.   Mar.   Mer.   Jeu.   Ven.   Sam.

Vos remarques :

Pendant le massage		**Pendant la semaine**
Mv 1	S'allonge/ne s'allonge pas ?	Sommeil :
Mv 2	Dos – fredonne ?	Intestins :
Mv 3-4	Oreilles – refuse ?	Crises :
Mv 5	Allez bras ! Remonte ! Contact visuel ?	Affection :
Mv 6	Doigts - lissage ou pression ?	
Mv 7	Poitrine – se frotte les yeux, baille, se relaxe ?	Contact visuel :
Mv 8	Ventre - diarrhée/constipation ?	Ecoute :
Mv 9-10	Jambes – tapotement ou pression	Parle :
Mv 11	Doigts de pied – lissage, pression, bicyclette ?	
Mv 12	Plantes de pieds – refuse ?	Autre :

Remarques positives d'autres personnes au sujet de votre enfant …

Vos pensées et vos impressions pendant le massage …

Vos questions au cours de la semaine …

Rappelez-vous ! Trouvez les réponses à vos questions dans l'Index.

Semaine 11
Lettre aux parents - Résoudre les crises par la circulation de l'énergie vers le coeur

Maintenant vous comprenez comment le QST permet au flux de circulation de l'énergie de s'écouler sur et dans la peau du corps, du dos, des oreilles, des doigts...

Concentrons-nous dès à présent sur le flux d'énergie plus profond du corps au niveau de la tête, la poitrine et le ventre. Nous avons déjà étudié les blocs d'énergie au niveau de la tête lors des semaines 9 et 10. Cette semaine, nous abordons les blocages au niveau de la poitrine et la semaine prochaine ce seront ceux du ventre.

Quand nous sommes stressés et que nous nous replions sur nous-mêmes, la poitrine se resserre. Quand nous sommes relaxés, la poitrine s'ouvre et se détend.

A l'intérieur de la poitrine, autour du coeur, il y a un énorme réseau de petites fibres nerveuses qui se mettent en action lorsque nous sommes essoufflés. Elles relaxent la poitrine pour que nous puissions de nouveau respirer profondément.

Quand nous faisons le mouvement 7, nous activons ces nerfs pour encourager une réponse de profonde détente chez un enfant qui, jusqu'à présent, n'a pas connu cet état de relaxation.

Avec nos mains, nous faisons pression, du haut vers le bas, sur la cage thoracique au rythme d'un coeur au repos - 60 battements/minute - pour rappeler au corps de l'enfant de se relaxer aux sons des battements du coeur de sa maman avant sa naissance.

La cage thoracique est souple et flexible. Elle se dilate et se comprime facilement avec chaque inspiration et expiration. Faites donc le mouvement 7 en rythme sur la respiration de votre enfant.
Voici ce qui peut aussi vous aider : quand vous faites le mouvement 7 pendant une minute, imaginez que vous donnez 60 gros câlins !

Quand vous faites le mouvement de chaque coté du sternum, au début les côtes résisteront un peu. Concentrez-vous sur les parties les plus rigides, appuyez, relaxez jusqu'à ce que la totalité se détende. Continuez et bientôt votre enfant va commencer à bâiller, à se frotter les yeux. Ah ! Les voici ces signes de relaxation ! Il faut aussi se souvenir que c'est à l'intérieur de la cage thoracique que l'on enferme les émotions négatives de chagrin, de douleur, de honte... Plus tard, l'enfant pourra peut-être verser des larmes venant de son coeur quand vous appliquerez le mouvement 7. Nous en reparlerons pendant la semaine 14.

Voilà la bonne nouvelle : quand vous aurez activé plusieurs fois ces réactions de relaxation chez votre enfant, il pourra s'y connecter par lui-même quand il le souhaitera, pour se calmer ou gérer une période de transition sans se sentir accablé ou s'effondré.

"Ma petite est tellement sensible et excitable, le massage lui a appris à se calmer par elle-même. Ses crises de rage et de frustration ont presque complètement disparu! Quel bonheur !"

- La maman de Chloé

N'hésitez pas à vous concentrer sur cette partie du corps et à ressentir sous vos mains les endroits qui semblent rigides. La cage thoracique va apprendre à fonctionner automatiquement. Si la main de votre enfant vient couvrir la vôtre, restez là : cela veut dire que sa poitrine s'est ouverte, qu'elle est prête à recevoir : remplissez-la alors de votre énergie positive.

Félicitations !
Louisa et Pam

Journal Hebdomadaire - Semaine 11

❤ TOUJOURS Y METTRE DE L'AMOUR ❤

Cochez chaque jour de massage

Dim.   Lun.   Mar.   Mer.   Jeu.   Ven.   Sam.

Vos remarques :

Pendant le massage

		Pendant la semaine

Mv 1   S'allonge/ne s'allonge pas ?   Sommeil :
Mv 2   Dos – fredonne ?   Intestins :
Mv 3-4   Oreilles – refuse ?   Crises :
Mv 5   Allez bras ! Remonte !   Affection :
          Contact visuel ?
Mv 6   Doigts - lissage ou pression ?
Mv 7   Poitrine – se frotte les yeux,   Contact visuel :
          baille, se relaxe ?
Mv 8   Ventre - diarrhée/constipation ?   Ecoute :
Mv 9-10   Jambes – tapotement ou pression   Parle :
Mv 11   Doigts de pied – lissage,
          pression, bicyclette ?
Mv 12   Plantes de pieds – refuse ?   Autre :

Remarques positives d'autres personnes au sujet de votre enfant …

Vos pensées et vos impressions pendant le massage …

Vos questions au cours de la semaine …

Rappelez-vous ! Trouvez les réponses à vos questions dans l'Index.

Semaine 12
Lettre aux parents - inviter et renforcer l'énergie au niveau du ventre

Chers parents,

Le ventre abrite un grand réseau de nerfs - 100 millions de cellules nerveuses - pour réguler la digestion. Ce réseau travaille pour transformer la nourriture absorbée par votre enfant en énergie afin de permettre sa croissance. Un bon régime alimentaire est très important, mais il devient prioritaire et capital lorsque votre enfant manifeste des troubles d'apprentissages et de comportement.

Votre enfant doit reçevoir de bons aliments, préparés par vous même ou sous votre surveillance, biologiques ou sans traitement. Evitez toute chaine de restauration rapide. Toute nourriture industrielle ou précuisinée, car elle contient des produits chimiques que votre enfant ne peut pas transformer en éléments nutritifs pour croissance physique ou mentale. Ces produits chimiques ne sont pas éliminés, ils s'acumulent en toxines et retardent le développement de votre enfant dans ses apprentissages et son comportement.

Les réactions physiques qui vous montrent que le ventre ne fonctionne pas correctement sont : un mauvais appétit, des reflux, de la diarrhée ou de la constipation. Le massage QST peut venir en aide et améliorer ce dysfonctionnement. Vous savez déjà comment l'ajuster pour remédier à la diarrhée/constipation et reconnaissez ce rejet noirâtre des selles quand le corps se débarrasse de toxines accumulées afin de remettre en route une bonne capacité de digestion.

Si votre enfant rejette sa nourriture, il y a deux choses à faire : éviter les glaces et aliments glacés, servir des plats chauds ou tièdes. L'estomac est un organe qui broie la nourriture afin de la digérer. Les apports glacés le refroidissent et il devient rigide et a du mal à remplir son rôle. Une des premières choses qui se produit est que la nourriture ne veut pas descendre- elle remonte et engendre reflux et vomissements. Si la nourriture est froide, il faut que l'estomac la réchauffe avant de pouvoir la transformer. Assimiler des légumes crus demande beaucoup d'énergie digestive: dailleurs, en cuisine leur temps de cuisson est beaucoup plus long !

Ainsi, si le système digestif de votre enfant est déjà affaibli, ne lui donnez ni glace, ni aliments crus ou froids pendant un certain temps. Facilitez sa digestion avec des aliments chauds. Bien sûr, il peut avoir des fruits mais toujours en dehors des repas et écrasez-les un peu.

Quand la digestion sera rétablie avec le régime alimentaire et les massages, vous pourrez observer quelque chose de nouveau : votre enfant pourra exprimer ses émotions de peur et de colère pendant le mouvement 8, car le ventre est le lieu où nous les retenons. Restez bien calme et rassurez-le à voix douce en lui disant : "tout va bien, je suis ici avec toi, ne te fais pas de souci !" et continuez votre massage. Il sera soulagé une fois ses émotions sorties. Ceci n'arrive en général qu'une à deux fois tout au long du traitement.

Bientôt le ventre de votre enfant sera détendu et la digestion fonctionnera bien, vous saurez que votre enfant profite des nutriments de son alimentation car vous constaterez sa croissance physique et son bon développement.

Tous nos meilleurs souhaits,

Louisa et Pam

Journal Hebdomadaire - Semaine 12

❤ TOUJOURS Y METTRE DE L'AMOUR ❤

Cochez chaque jour de massage

Dim.   Lun.   Mar.   Mer.   Jeu.   Ven.   Sam.

Vos remarques :

Pendant le massage   **Pendant la semaine**

Mv 1   S'allonge/ne s'allonge pas ?   Sommeil :
Mv 2   Dos – fredonne ?   Intestins :
Mv 3-4   Oreilles – refuse ?   Crises :
Mv 5   Allez bras ! Remonte !   Affection :
              Contact visuel ?
Mv 6   Doigts - lissage ou pression ?
Mv 7   Poitrine – se frotte les yeux,   Contact visuel :
              baille, se relaxe ?
Mv 8   Ventre - diarrhée/constipation ?   Ecoute :
Mv 9-10   Jambes – tapotement ou pression   Parle :
Mv 11   Doigts de pied – lissage,
              pression, bicyclette ?
Mv 12   Plantes de pieds – refuse ?   Autre :

Remarques positives d'autres personnes au sujet de votre enfant …

Vos pensées et vos impressions pendant le massage …

Vos questions au cours de la semaine …

Rappelez-vous ! Trouvez les réponses à vos questions dans l'Index.

Semaine 13
Lettre aux parents - QST et autres thérapies

Chers parents,

On nous demande souvent si le massage QST peut être appliqué en même temps que d'autres traitements pour vaincre l'autisme. Vous pouvez appliquer le massage QST conjointement avec tout autre traitement officiellement préconisé mais pas en parallèle d'un traitement expérimental.

Le QST est une solution pour l'autisme, tout comme une paire de lunettes l'est pour le manque de vision ou les prothèses auditives le sont pour la perte d'audition. Le QST aide à rétablir le sens du toucher et à remédier à ses déficiences. Comme ce sens est le sens principal du corps, ses répercussions affectent tous les autres sens, parfois un par un, parfois tous ensemble.

La recherche prouve que le QST normalise toutes les réactions sensorielles, ce qui permet à tous les sens de s'harmoniser et de répondre aux demandes du corps à l'unisson.

Le QST va aller dans le même sens que les séances d'orthophonie, d'ergothérapie ou toutes autres thérapies enseignant de nouvelles compétences d'apprentissage ou de comportement, car il va soutenir le système nerveux dans toutes ces aptitudes. Votre enfant sera plus apte à se concentrer et à apprendre. Le QST aidera votre enfant à se sentir mieux dans sa peau, à avoir confiance en lui-même, à accepter son entourage afin d'apprendre avec aisance et curiosité.

Il y a des thérapies connues par brossage, par compression des articulations mais nous n'avons pas trouvé de preuves d'amélioration en ce qui concerne l'autisme. Nous ne recommandons aucune thérapie non testée et prouvée médicalement. Elles peuvent être dangereuses, onéreuses et perdre un temps précieux. Concentrez-vous sur des méthodes scientifiquement étayées.

Bien à vous, Louisa et Pam

Journal Hebdomadaire - Semaine 13

♥ TOUJOURS Y METTRE DE L'AMOUR ♥

Cochez chaque jour de massage

Dim.   Lun.   Mar.   Mer.   Jeu.   Ven.   Sam.

Vos remarques :

Pendant le massage		**Pendant la semaine**
Mv 1	S'allonge/ne s'allonge pas ?	Sommeil :
Mv 2	Dos – fredonne ?	Intestins :
Mv 3-4	Oreilles – refuse ?	Crises :
Mv 5	Allez bras ! Remonte ! Contact visuel ?	Affection :
Mv 6	Doigts - lissage ou pression ?	
Mv 7	Poitrine – se frotte les yeux, baille, se relaxe ?	Contact visuel :
Mv 8	Ventre - diarrhée/constipation ?	Ecoute :
Mv 9-10	Jambes – tapotement ou pression	Parle :
Mv 11	Doigts de pied – lissage, pression, bicyclette ?	
Mv 12	Plantes de pieds – refuse ?	Autre :

Remarques positives d'autres personnes au sujet de votre enfant …

Vos pensées et vos impressions pendant le massage …

Vos questions au cours de la semaine …

Rappelez-vous ! Trouvez les réponses à vos questions dans l'Index.

Semaine 14
Lettre aux parents – Comment interpréter les changements?

Chers Parents,

Avez-vous noté les changements dans votre comportement et celui de votre enfant ces dernières semaines ? Comment est votre niveau de stress ? Avez-vous une amélioration de vos routines quotidiennes ? Commencez-vous à voir la lumière au bout du tunnel ?

Regardons ce qui se passe : maintenant votre enfant s'allonge sur la table de massage, il abaisse sa tête sans problème, son système nerveux sait se calmer et il dort beaucoup mieux qu'avant. S'il est capable de rester allongé pendant tout le massage, vous pouvez avoir l'assurance que son sens du toucher se normalise et de ce fait, la sévérité de son autisme diminue.

Si votre enfant vous laisse toucher ses oreilles et si son cou est souple et détendu, il doit commencer à écouter les bruits qui l'entourent et à prêter attention à vos paroles.

S'il vous regarde et vous sourit pendant le mouvement 5, ceci veut dire que les sens du toucher, de l'ouïe, de la vision se sont tous mis en marche et il peut maintenant se tourner vers vous, vous regarder dans les yeux et vous écouter. C'est à partir de là que commence le développement d'aptitudes sociales. Bientôt, il pourra prêter attention à d'autres personnes autour de lui et communiquer avec le monde extérieur.

Si les doigts de votre enfant ne font plus mal, sa motricité globale, sa motricité fine et son langage vont s'améliorer. Notre recherche prouve que 90% des enfants recevant le massage QST font des progrès de langage. Même les enfants affligés d'autisme sévère sans aptitudes de langage commencent à pouvoir s'exprimer et communiquer, diminuant ainsi le stress parental.

Bâiller, frotter ses yeux pendant le mouvement 7 veut dire que lors d'une situation pouvant créer une crise, il va pouvoir trouver en lui des moyens pour se calmer par lui même. L'autorégulation se développe. Il aura dorénavant moins de crises, elles deviendront de plus en plus courtes et seront moins intenses. Les transitions seront plus faciles également.

Au fur et à mesure que la santé des organes de son ventre se rétablit, il pourra manger de plus en plus varié, ses selles seront plus saines et il commencera à grandir, physiquement se développer.

Ses pieds ne font plus mal maintenant, il a confiance en son équilibre et sa motricité s'améliore à tous points de vue.

Mais surtout ce qui compte vraiment dans tout cela est que vous et votre enfant êtes maintenant à l'aise pendant le massage, vous pouvez vous amuser un peu, vous regarder, profiter de ces quelques instants d'intimité et de confiance, faire des câlins et manifester votre affection par un toucher bienveillant, vous réjouir de vos progrès et vous féliciter pour votre ténacité et votre énergie. Vos batteries et celles de votre enfant sont maintenant rechargées et vous pouvez continuer avec encore plus d'ardeur et d'espoir.

Que cela doit être enthousiasmant !

Félicitations !

Louisa et Pam

Journal Hebdomadaire - Semaine 14

❤ TOUJOURS Y METTRE DE L'AMOUR ❤

Cochez chaque jour de massage

Dim.   Lun.   Mar.   Mer.   Jeu.   Ven.   Sam.

Vos remarques :

Pendant le massage		**Pendant la semaine**
Mv 1	S'allonge/ne s'allonge pas ?	Sommeil :
Mv 2	Dos – fredonne ?	Intestins :
Mv 3-4	Oreilles – refuse ?	Crises :
Mv 5	Allez bras ! Remonte !	Affection :
	Contact visuel ?	
Mv 6	Doigts - lissage ou pression ?	
Mv 7	Poitrine – se frotte les yeux,	Contact visuel :
	baille, se relaxe ?	
Mv 8	Ventre - diarrhée/constipation ?	Ecoute :
Mv 9-10	Jambes – tapotement ou pression	Parle :
Mv 11	Doigts de pied – lissage,	
	pression, bicyclette ?	
Mv 12	Plantes de pieds – refuse ?	Autre :

Remarques positives d'autres personnes au sujet de votre enfant …

Vos pensées et vos impressions pendant le massage …

Vos questions au cours de la semaine …

Rappelez-vous ! Trouvez les réponses à vos questions dans l'Index.

Semaine 15
Lettre aux parents – Emotions fortes pendant le massage

Chers parents,

Dans nos lettres, nous parlons souvent d'émotions ; émotions des mamans, des papas, des frères et des soeurs d'enfants souffrant des symptômes de l'autisme. Pour la famille ce n'est vraiment pas facile… Pour l'enfant autiste, faire face aux défis de sa maladie est également très difficile. Une même palette d'émotions est vécue à la fois par l'enfant et par son entourage. C'est d'autant plus difficile pour lui qu'à ses propres émotions s'additionne la perception de la douleur émotionnelle de ses parents. Généralement, il ne peut pas exprimer cette douleur et la renferme dans son corps : elle y reste coincée et favorise la somatisation. Ceci ressemble aux problèmes de l'adulte qui souffre de migraines ou de diarrhées causées par du stress continu.

Le contact sécuritaire du parent pendant le massage qigong peut faire ressortir ces émotions. Ne soyez pas surpris si soudainement votre enfant libère ses émotions après quelques mois de massage. Cette libération est bénéfique pour votre enfant mais pour vous elle peut être difficile à gérer. L'enfant peut s'effondrer, pleurer et se rebeller sur la table de massage, soyez prêt à cette éventualité.

Continuez le mouvement que vous êtes en train de faire au moment de la crise de larmes, ne vous arrêtez pas ! Ceci va être difficile pour vous, vous allez vouloir réagir différemment : vous allez vouloir arrêter et consoler votre enfant. Mais sa réaction demande que vous restiez calme, que vous ralentissiez, que vous continuiez à masser là où vous étiez jusqu'à ce que son épanchement d'émotions se termine. Ne vous laissez pas aller dans vos émotions, restez calme et dites-lui gentiment : "Tout va bien, je suis ici avec toi, tout va bien !" Une fois que le gros sac émotionnel sera vidé, il se calmera rapidement.

"Tout à coup, mon fils a commencé à pleurer pendant le massage, ma première réaction était d'arrêter et de le prendre dans mes bras ! Mais je me suis rappelée ce que Dr Silva avait écrit : "Continuez !" Alors j'ai continué et il s'est arrêté aussi vite qu'il avait commencé. C'était comme ci quelque chose de très encombrant était soudainement ressorti !" - La maman de Noah

Certaines émotions sont plus normales et correspondent à certaines parties du massage. Par exemple pendant le Mouvement 7, les enfants peuvent faire ressortir le chagrin, la douleur et leur deuil en pleurant à grosses larmes, mais continuez votre Mouvement 7. Pendant le Mouvement 8, la crainte, le gros accablement de l'autisme et la colère peuvent ressortir. Vous pouvez ressentir cette grosse "bulle" d'émotions qui se prépare à émerger, mais si vous vous alarmez et si vous arrêtez, elle ne sortira pas, elle ira de nouveau s'enfouir au plus profond de votre enfant. Continuez, restez bien calme, rassurez votre enfant et l'émotion s'exprimera pour ne plus revenir. L'épisode de libération émotionnelle terminé, continuez votre massage avec l'intention et l'ardent désir de guérir votre enfant.

Ces libérations émotionnelles signifient que leurs lieux de stockage s'ouvrent, se libèrent et se guérissent. Votre massage assure sa fonction de restauration de la santé. Vous allez pouvoir observer de grands changements comportementaux chez votre enfant après ces décharges émotionnelles. Par exemple, s'il est normalement tendu et stressé, vous allez sentir son corps beaucoup plus détendu sous vos mains lors du massage.

Ceci ne va pas être le cas de tous les enfants, mais la plupart vont tranverser cette expérience. Alors maintenant que vous êtes prévenus, vous savez comment rassurer votre enfant et pourquoi il ne faut pas réagir en arrêtant le massage.

Tous nos bons voeux

Louisa et Pam

Journal Hebdomadaire - Semaine 15

♥ TOUJOURS Y METTRE DE L'AMOUR ♥

Cochez chaque jour de massage

Dim.   Lun.   Mar.   Mer.   Jeu.   Ven.   Sam.

Vos remarques :

Pendant le massage   **Pendant la semaine**

Mv 1   S'allonge/ne s'allonge pas ?   Sommeil :
Mv 2   Dos – fredonne ?   Intestins :
Mv 3-4   Oreilles – refuse ?   Crises :
Mv 5   Allez bras ! Remonte !   Affection :
            Contact visuel ?
Mv 6   Doigts - lissageou pression ?
Mv 7   Poitrine – se frotte les yeux,   Contact visuel :
            baille, se relaxe ?
Mv 8   Ventre - diarrhée/constipation ?   Ecoute :
Mv 9-10   Jambes – tapotement ou pression   Parle :
Mv 11   Doigts de pied – lissage,
            pression, bicyclette ?
Mv 12   Plantes de pieds – refuse ?   Autre :

Remarques positives d'autres personnes au sujet de votre enfant …

Vos pensées et vos impressions pendant le massage …

Vos questions au cours de la semaine …

Rappelez-vous ! Trouvez les réponses à vos questions dans l'Index.

Semaine 16
Lettre aux parents - Encore énervé et surexcité?
Regardons le régime alimentaire

Chers parents,

Dès la semaine 10, vous auriez dû déjà percevoir des changements de comportement. Si, ces changements ne sont pas encore très visibles, vous allez devoir vous préocuper du régime alimentaire de votre enfant ! Une étude faite en Angleterre, parmi un grand nombre d'enfants, a prouvé que le colorant rouge ajouté aux aliments était la cause d'un comportement hyperactif. De nos jours, toute nourriture préparée à l'avance et de restauration rapide contient de nombreux additifs, colorants, sucre etc, le meilleur moyen de les supprimer est de choisir une alimentation bilogique et de lire les ingrédients sur les étiquettes.

Les enfants affligés d'autisme ont beaucoup de difficultés à transformer et éliminer les produits chimiques contenus dans la nourriture. Les effets de ces toxines restent dans leur corps beaucoup plus longtemps que dans le corps d'un enfant de développement normal.

Nous pensons spécialement à une de nos petites filles affligées d'autisme de haut niveau qui n'arrêtait pas de parler. Elle n'avait aucune conscience de l'effet de son comportement en compagnie d'autres enfants et sa maitresse d'école se plaignait constamment. Les autres enfants refusaient d'être amis avec elle. Nous avons découvert qu'elle ne voulait rien manger d'autre que des sucettes, des sodas pops, des fritures, des hamburgers de restauration rapide et ainsi de suite...

Nous avons demandé à sa maman de progressivement changer son alimentation. Petit à petit toute la famille a adopté ce nouveau régime et a commencé à ne boire que de l'eau filtrée. Toute son alimentation a été préparée à la maison, beaucoup de légumes frais et de fruits à grignoter entre temps.

Le changement de comportement de cette petite fille a été presque immédiat ! Elle s'est calmée et écoute maintenant tout autant qu'elle parle. Et les résultats en classe se sont bien améliorés.

Cet exemple est plutôt extrême mais si votre enfant est surexcité, le retrait de tous colorants, sucres et fast-food pendant quelques semaines pourra s'avérer bénéfique. Vous serez sans doute étonnés de voir que les progrès attendus par le massage se révéleront beaucoup plus rapidement.

Bonne route !

Louisa et Pam

Journal Hebdomadaire - Semaine 16

❤ TOUJOURS Y METTRE DE L'AMOUR ❤

Cochez chaque jour de massage

Dim.   Lun.   Mar.   Mer.   Jeu.   Ven.   Sam.

Vos remarques :

Pendant le massage		**Pendant la semaine**
Mv 1	S'allonge/ne s'allonge pas ?	Sommeil :
Mv 2	Dos – fredonne ?	Intestins :
Mv 3-4	Oreilles – refuse ?	Crises :
Mv 5	Allez bras ! Remonte !	Affection :
	Contact visuel ?	
Mv 6	Doigts – lissage ou pression ?	
Mv 7	Poitrine – se frotte les yeux,	Contact visuel :
	baille, se relaxe ?	
Mv 8	Ventre - diarrhée/constipation ?	Ecoute :
Mv 9-10	Jambes – tapotement ou pression	Parle :
Mv 11	Doigts de pied – lissage,	
	pression, bicyclette ?	
Mv 12	Plantes de pieds – refuse ?	Autre :

Remarques positives d'autres personnes au sujet de votre enfant …

Vos pensées et vos impressions pendant le massage …

Vos questions au cours de la semaine …

Rappelez-vous ! Trouvez les réponses à vos questions dans l'Index.

Semaine 17
Lettre aux parents - Arrêter le comportement agressif

Chers parents,

Les enfants souffrant du spectre autistique peuvent avoir différents comportements agressifs - ils peuvent mordre, donner des coups de poing ou coups de pied, pincer, cracher. Ces attitudes peuvent surgir rapidement sans que nous nous y attendions.

En voici la raison : la nature profonde de votre enfant n'est pas agressive, mais du fait de l'autisme, le système nerveux n'est pas encore pleinement développé. Ainsi, la partie du cerveau qui contient le système nerveux autonome a tendance à aller vers une réaction de "fuite ou lutte". Votre enfant n'a pas encore appris à faire face à la douleur, la crainte, les menaces, la frustration et à les gérer.

Pour notre survie, le cerveau est organisé en deux parties : l'une est le système nerveux sympathique (SNS) et l'autre le système nerveux parasympathique (SNPS). Le SNS permet à votre enfant de survivre en mode "fuite ou lutte", le SNPS permet à votre enfant de survivre en considérant les autres personnes et en adaptant ses réactions pour une bonne conduite sociale : "se calmer et être capable de mener des échanges relationnels".

Chez un petit enfant, le "mode de lutte" et le comportement agressif sont le plus souvent déclenchés par:
  1. le contact physique douloureux,
  2. quelque chose ou quelqu'un qui entre dans l'espace privé de l'enfant et qui lui fait peur,
  3. quelqu'un qui prend quelque chose que l'enfant convoite,
  4. la frustration causée par son manque de capacités d'adaptation.

Par contraste, "se calmer et être capable de mener des échanges relationnels" est une réaction qui est développée par le contact, le toucher du parent. Ceci peut vous rappeler une de nos lettres dans laquelle nous parlions d'autorégulation et de la partie du cerveau responsable du sommeil, du pouvoir de s'apaiser par soi-même, de prêter attention...Le toucher/contact du parent calme la réaction "fuite ou lutte" du cerveau. Il facilite l'apprentissage de comportements acceptables en société. Les enfants ne naissent pas avec ce don de bon comportement relationnel, leurs parents doivent le lui enseigner. Quand un enfant est agressif, le parent doit interrompre la réaction de "lutte" et guider l'enfant vers une réaction plus calme et plus sociable. Vous devez le faire immédiatement, calmement. Votre intention ne marchera pas si vous attendez cinq ou dix minutes et si votre réaction est agressive et guidée par la colère.

Si votre enfant pince ou griffe, prenez sa main calmement et dites à voix calme : "On ne pince/griffe pas : gentille main !". Ceci va juste surprendre votre enfant. Une pression ferme sur sa main va guider son cerveau à reprendre son corps en conscience et à se diriger vers son "champs récepteur" (les capteurs sensoriels de sa main). Il va vous écouter et vous entendre. Continuez à presser sa main gentiment jusqu'à ce qu'elle se relaxe totalement sous la vôtre.

Lorsque vous pouvez sentir que votre enfant va donner un coup de pied, prenez ses deux pieds dans vos mains et dites : "Pas de coup de pied: gentils pieds !". S'il est allongé, vous pouvez faire une pression juste au dessus des genoux et dire la même chose. Continuez à presser calmement jusqu'à ce que ses jambes se relaxent totalement.

Si l'enfant à tendance à mordre ou cracher, vous pouvez tout de suite faire des pressions sur les deux épaules, puis des pressions le long des bras jusqu'aux mains et dire calmement :" On ne mord/crache pas, tu es gentil!". Répétez plusieurs fois en pressant fermement et gentiment les deux mains.

Normalement, ces comportements s'arrêtent rapidement. Si l'enfant peut parler et comprendre, échangez vos sentiments et demandez lui d'utiliser ses mots pour s'exprimer. S'il ne parle pas, vos réactions physiques et verbales devraient suffire.

Répétez aussi souvent que nécessaire, généralement ces comportements s'arrêtent assez vite avec votre assistance et persistence. Après quelque temps, tout cela deviendra automatique!

Bonne courage !

Louisa et Pam

Journal Hebdomadaire - Semaine 17

❤ TOUJOURS Y METTRE DE L'AMOUR ❤

Cochez chaque jour de massage

Dim.   Lun.   Mar.   Mer.   Jeu.   Ven.   Sam.

Vos remarques.:

Pendant le massage   **Pendant la semaine**

Mv 1   S'allonge/ne s'allonge pas ?   Sommeil :
Mv 2   Dos – fredonne ?   Intestins :
Mv 3-4   Oreilles – refuse ?   Crises :
Mv 5   Allez bras ! Remonte !   Affection :
            Contact visuel ?
Mv 6   Doigts - lissage ou pression ?
Mv 7   Poitrine – se frotte les yeux,   Contact visuel :
            baille, se relaxe ?
Mv 8   Ventre - diarrhée/constipation ?   Ecoute :
Mv 9-10   Jambes – tapotement ou pression   Parle :
Mv 11   Doigts de pied – lissage,
            pression, bicyclette ?
Mv 12   Plantes de pieds – refuse ?   Autre :

Remarques positives d'autres personnes au sujet de votre enfant …

Vos pensées et vos impressions pendant le massage …

Vos questions au cours de la semaine …

Rappelez-vous ! Trouvez les réponses à vos questions dans l'Index.

Semaine 18
Lettre aux parents – Ah!! Ces jours particulièrement difficiles durant l'année de traitement!

Chers parents,

Ce n'est pas toujours facile ! Votre objectif est de réaliser quotidiennement le massage, de l'insérer dans votre vie de famille.   Le bon ancrage de cette routine va vous soutenir lors de ces jours de découragement et de détresse. Vous n'allez pas tous traverser ces jours difficiles, néanmoins, nous voulons vous en parler au cas où vous auriez besoin de ce soutien supplémentaire.

Ces journées difficiles peuvent apporter des expériences différentes à chacun et chacune d'entre vous. Elles dépendront des étapes du massage. Voici quelques remarques rassurantes :

Les premiers mois de massage peuvent se révéler "passionnants !"

Vous prenez confiance en vous même, votre enfant se prête maintenant facilement au massage journalier, il y a de grands progrès et tout semble aller mieux. Ceci vous encourage à bien le faire tous les jours mais avez-vous parfois envie de ralentir un peu ?

Prenez garde ! Les parents qui relachent leur routine de massage sont souvent surpris quand tout à coup leur enfant régresse. Ils réalisent qu'ils se sont laissés aller, comptant comme acquis tous les progrès de leur enfant. Alors ceci est la cause d'une de ces journées difficiles pendant laquelle vous êtes à nouveau confronté à ce qui n'était que de mauvais souvenirs. "Je me rappelle quand il ne s'endormait pas avant deux heures du matin...", "elle/il avait des crises continues". Regardez votre Journal d'Activités et rendez-vous compte des progrès que vous avez fait. Ceci vous remontera le moral et vous reprendrez votre routine de manière assidue. Il faut un certain temps de massage pour ancrer les progrès de votre enfant.

Pour certains d'entre vous, les premiers mois de massage ont pu être difficiles : vous avez peut-être dû courir dans la maison après votre enfant et lui donner le massage en petits segments ici et là tout au long de la journée. Peut-être ne répond-il pas encore quand vous dites son nom ou bien, les crises sont encore persistantes. Lors de ces moments de détresse, vous allez penser que tous vos efforts sont vains... Jours difficiles : fatigue, confusion, frustration...Rassurez-vous ! Si vous faites le massage correctement, tous les jours, si vous prenez conscience des réponses de votre enfant et si vous passez des tapotements aux pressions quand il le faut, vous allez aller au bout de ce défi ! Chaque enfant réagit différemment et certains seront plus lents à répondre au traitement mais ils feront tous des progrès. De nouveau, regardez vos notes, ainsi vous pourrez réaliser que certains progrès ont été plus lents que d'autres.

Il se peut même que certains d'entre vous puissent se sentir complètement débordés. Si vous êtes accablés sans pouvoir voir de progrès, vous avez sans doute besoin d'aide professionnelle. Vous pouvez avoir recours à la compétence et au soutien d'un ou d'une thérapeute QST. Allez sur le site français de Qigong Training Institute "www.qsti-fr.weebly.com". Demandez de l'aide mais surtout n'abandonnez pas.

Ainsi, si vous baissez les bras lors d'un de ces jours difficiles, reprenez courage en demandant de l'aide auprès de votre famille, d'une amie, afin de pratiquer le massage tous les jours. N'oubliez pas de remplir votre Journal Hebdomadaire pour comparer la situation présente avec celle du passé, notez tous les progrès, les tout petits comme les plus grands, et demandez de l'aide professionnelle QST si vous le souhaitez.

Nous vous faisons confiance, vous avez parcouru un long chemin…ce serait dommage de faire marche arrière !

Avec tous nos souhaits,

Louisa et Pam

Journal Hebdomadaire - Semaine 18

❤ TOUJOURS Y METTRE DE L'AMOUR ❤

Cochez chaque jour de massage

Dim.   Lun.   Mar.   Mer.   Jeu.   Ven.   Sam.

Vos remarques :

Pendant le massage		**Pendant la semaine**
Mv 1	S'allonge/ne s'allonge pas ?	Sommeil :
Mv 2	Dos – fredonne ?	Intestins :
Mv 3-4	Oreilles – refuse ?	Crises :
Mv 5	Allez bras ! Remonte !	Affection :
	Contact visuel ?	
Mv 6	Doigts - lissage ou pression ?	
Mv 7	Poitrine – se frotte les yeux,	Contact visuel :
	baille, se relaxe ?	
Mv 8	Ventre - diarrhée/constipation ?	Ecoute :
Mv 9-10	Jambes – tapotement ou pression	Parle :
Mv 11	Doigts de pied – lissage,	
	pression, bicyclette ?	
Mv 12	Plantes de pieds – refuse ?	Autre :

Remarques positives d'autres personnes au sujet de votre enfant …

Vos pensées et vos impressions pendant le massage …

Vos questions au cours de la semaine …

Rappelez-vous ! Trouvez les réponses à vos questions dans l'Index.

Semaine 19
Lettre aux parents – Compétences parentales lors de la phase d'opposition des deux ans

Chers parents,

La plupart d'entre vous qui ont été témoins de pertes d'aptitudes chez leur enfant ont eu très peur. Cette situation pouvait de nouveau ressembler à une régression - votre enfant tout à coup refuse d'obéir et dit "NON !" en permanence. Ceci n'est pas une régression mais un signe de progrès ! Le voici dans la phase d'opposition des deux ans. Cette description va vous aider !

Cette phase de développement se déroule normalement vers l'âge de deux ans, mais votre enfant autiste peut être âgé de cinq ou six ans sans être passé par cette étape. Votre travail de massage pendant des mois a permis la reprise du développement de votre enfant, qui avait pris beaucoup de retard. Cette reprise de développement permet donc de l'amener à traverser la phase d'opposition des deux ans.

La peau de votre enfant n'est plus un patchwork de sensations bizarres, inexistantes ou engourdies. Elle peut maintenant répondre uniformément et correctement, envoyer et donner les messages corrects au cerveau. Votre enfant peut maintenant ressentir les limites de son corps et l'harmoniser avec son entourage. Il veut alors affirmer sa personnalité avec confiance et détermination!!!

Il va prendre plaisir à dire : "NON !". Et puis comme pour tout, il va vouloir le mettre en pratique ! Nous avons compté jusqu'à 17 "Non !" prononcés par un enfant au cours de son massage lors de nos d'échanges avec lui! Il faut prendre patience et se rappeler que ceci est un signe de progrès...C'est à ce moment là qu'il faut modifier l'accompagnement parental et offrir deux choix à votre enfant : s'il dit non, votre réponse va être : " Veux-tu mettre ta veste par toi même ou veux-tu que je t'aide ?". Il va choisir parce qu'il veut avoir le dernier mot, cela ne veut pas dire que c'est lui qui contrôle mais que vous lui laissez le choix. Mais un choix qui dans chaque proposition est dirigé vers le même objectif.

Quand vous commencez à entendre "Non" vous devez faire un « flach back » et vous conduire comme le parent d'un bambin de deux ans. Cette étape couvre l'apprentissage de la liberté et du choix tout en suivant les règles. Offrez des choix quand vous le pouvez, soyez strict avec vos limites et n'en déviez pas. L'enfant va apprendre qu'il peut choisir et que vous le protégez au sein de ce cadre. Ne vous laissez pas intimider ou déconcerter par le fait que vous devez enseigner les règles de vie d'un enfant de deux ans à un enfant de cinq ans ! Rassurez-vous ! Cet apprentissage sera plus rapide à cinq ans qu'il ne l'aurait été à deux ans...

Avec l'aide du massage QST, votre enfant va reprendre son développement et ce, rapidement. Il va rattraper son développement à partir de là où l'autisme l'avait empêché de continuer. La phase d'opposition des deux ans n'est pas aussi longue chez l'enfant de cinq ans : peut-être qu'en quelques semaines il apprendra à faire la différence entre ce qu'il peut choisir et les règles auxquelles il doit se soumettre. Il apprendra à vous faire confiance quant à votre jugement sur les choix possibles ou non, à respecter votre bon sens et à apprécier votre protection. Cet apprentissage terminé, il passera au suivant.

Souvent les parents ont tellement été déroutés par les crises de leurs enfants qu'ils ont peur de poser des limites et de s'y tenir. Ne vous laissez pas intimider, continuez vos massages, votre enfant fera peut-être deux pas en avant et un en arrière de temps en temps mais ce ne sera pas de fortes régressions. Surtout gardez bien confiance en vous. Votre enfant s'autorégule de mieux en mieux, ses crises sont plus rares et de courte durée. Il est prêt à comprendre et à accepter les règles de vie.

Toutes nos félicitations, si votre enfant a atteint ce stade, son développement est sur le bon chemin ! Nous sommes tellement contentes pour vous que nous vous félicitons à nouveau ! Tous nos bons voeux,

Louisa et Pam

Journal Hebdomadaire - Semaine 19

♥ TOUJOURS Y METTRE DE L'AMOUR ♥

Cochez chaque jour de massage

Dim.   Lun.   Mar.   Mer.   Jeu.   Ven.   Sam.

Vos remarques :

Pendant le massage		**Pendant la semaine**
Mv 1	S'allonge/ne s'allonge pas ?	Sommeil :
Mv 2	Dos – fredonne ?	Intestins :
Mv 3-4	Oreilles – refuse ?	Crises :
Mv 5	Allez bras ! Remonte !	Affection :
	Contact visuel ?	
Mv 6	Doigts - lissage ou pression ?	
Mv 7	Poitrine – se frotte les yeux,	Contact visuel :
	baille, se relaxe ?	
Mv 8	Ventre - diarrhée/constipation ?	Ecoute :
Mv 9-10	Jambes – tapotement ou pression	Parle :
Mv 11	Doigts de pied – lissage,	
	pression, bicyclette ?	
Mv 12	Plantes de pieds – refuse ?	Autre :

Les commentaires positifs d'autres personnes au sujet de votre enfant …

Vos pensées et vos impressions pendant le massage …

Vos questions au cours de la semaine …

Rappelez-vous ! Trouvez les réponses à vos questions dans l'Index.

Semaine 20
Lettre aux parents – Compétences parentales lors de "l'étape des quatre ans" - il veut contrôler!

Chers parents,

La semaine passée nous parlions de la « phase d'opposition des deux ans » qui s'avérait être une étape de progrès : la pose de règles de vie simple et claires ainsi que de limites est à mettre en place... Ceci peut être difficile quand les parents ont été submergés par les crises de nerfs de leur enfant. Cette semaine nous vous présentons une autre situation : les enfants autistes de haut niveau peuvent se trouver coincés dans « l'étape des quatre ans » lorsqu'ils commencent le massage. C'est une période difficile mais on peut les en sortir rapidement.

Voici comment : l'enfant est très locace et commande la famille et la famille obéit !!! L'enfant ne veut pas sortir, la famille ne sort pas ! L'enfant veut toute l'attention de sa mère, sa mère la lui donne entièrement !
En d'autres mots, si l'enfant n'a pas intégré les règles et les limites à deux ans, il va prendre le contrôle de la famille et de cette manière se sécuriser. Mais ceci n'est pas une situation équilibrée et respectueuse : tout les membres de la famille sont malheureux !

Une seule chose à faire : reprendre les rênes ! Faites savoir à votre enfant que même s'il pense qu'il peut contrôler la famille, en réalité il n'y arrivera pas ! Il peut cependant apprendre à se contrôler de lui-même. Dites-lui bien qu'à son âge, vous êtes responsable de sa sécurité, qu'il va devoir suivre les règles et accepter les limites. Vous êtes le(la) patron(ne) et tenez vous à vos règles et limites, ne flanchez pas pendant cette période de test. Soyez prêts à encore gérer quelques crises de rébellion, donnez-lui des temps de réflexions. Ceci ne devrait pas prendre plus de quelques jours si vous tenez fermement à vos résolutions familiales.
Une fois cette période terminée tout le monde respirera à nouveau...

Ayez de l'aplomb !

Louisa et Pam

Journal Hebdomadaire - Semaine 20

❤ TOUJOURS Y METTRE DE L'AMOUR ❤

Cochez chaque jour de massage

Dim.   Lun.   Mar.   Mer.   Jeu.   Ven.   Sam.

Vos remarques :

Pendant le massage		**Pendant la semaine**
Mv 1	S'allonge/ne s'allonge pas ?	Sommeil :
Mv 2	Dos – fredonne ?	Intestins :
Mv 3-4	Oreilles – refuse ?	Crises :
Mv 5	Allez bras ! Remonte !	Affection :
	Contact visuel ?	
Mv 6	Doigts - lissage ou pression ?	
Mv 7	Poitrine – se frotte les yeux,	Contact visuel :
	baille, se relaxe ?	
Mv 8	Ventre - diarrhée/constipation ?	Ecoute :
Mv 9-10	Jambes – tapotement ou pression	Parle :
Mv 11	Doigts de pied – lissage,	
	pression, bicyclette ?	
Mv 12	Plantes de pieds – refuse ?	Autre :

Remarques positives d'autres personnes au sujet de votre enfant …

Vos pensées et vos impressions pendant le massage …

Questions au long de la semaine …

Rappelez-vous! Trouvez les réponses à vos questions dans l'Index.

Semaine 21
Lettre aux parents – Régression? Comment y remédier!

Chers parents,

Ces dernières semaines, nous avons parlé de comportements qui pouvaient faire penser à une régression : la « phase d'opposition des deux ans » et « l'étape des quatre ans ». En réalité ce sont des signes de progrès. Du fait de l'autisme, les enfants n'ont pas eu l'opportunité de traverser ces étapes alors ils le font maintenant, avec retard certes, mais grâce à votre ténacité dans la pratique du massage QST.

Cette semaine, nous parlerons encore un peu de régression. Lorsque nous sommes parents d'enfants autistes, nous sommes facilement catastrophés au moindre soupçon d'une éventuelle régression : la dernière chose que l'on veuille est de faire marche arrière et de revivre à nouveau les souffrances de notre enfant.
Tous les enfants régressent d'une manière ou d'une autre. Ceci veut simplement dire que l'enfant a du mal à gérer sa vie à un moment donné. Suivant l'incidence, cette régression peut être minime ou ennuyante, de quelques jours à parfois quelques semaines... ne vous affolez pas ! Les petites régressions se produisent si l'enfant a faim, s'il est fatigué ou stressé. Tout devrait se calmer dès que ses besoins sont satisfaits.

Les régressions plus tenaces sont celles qui sont provoquées par des changements, des pertes importantes dans la vie de l'enfant. Elles sont là pour nous rappeler qu'il a besoin d'un peu plus de soutien et de repos lors de ces transitions pour faire le point et intégrer ces nouvelles données. Si le parent prend notes de ses besoins, les accommode avec respect et d'une manière affectueuse, ces régressions ne devraient pas perdurer, s'amplifier ou aller en se dégradant.

Gardez bien en vue que toutes les régressions traversées par les enfants sont temporaires. Le Qigong peut vous aider ! Voyons de quelle manière.

Maladies : les régressions sont courantes après une maladie ou une blessure, le corps de l'enfant essaie de retrouver son équilibre. Soyez patients. Vous allez peut-être devoir changer de technique qigong tapotez un peu plus pour :
    - éliminer les toxines de la maladie, des médicaments.
    - libérer le blocage de circulation d'énergie causé par la blessure avant de faire à nouveau des pressions pour renforcer et nourrir.

Continuez vos massages et dans quelques jours ou semaines vous serez à nouveau sur le bon chemin. Peut-être devrez-vous faire le massage deux fois par jour pour activer la guérison.

Sensibilité de la peau : certains enfants qui jusqu'à présent n'ont pas ressenti leur peau, même lors de blessures, vont soudainement être alertés par ce sens du toucher. Ils vont se sentir confus et accablés par ces nouvelles sensations : leur peau est en train de transiter d'un état d'absence de sensibilité à un état d'hypersensibilité tactile"Que m'arrive t'il, que se passe t'il ? Je suis envahi par de multiples et nouvelles sensations corporelle". Ceci n'est pas non plus une régression, c'est un nouveau signe qui vous informe que le massage Qigong est en train de restaurer les sensations sensorielles de la peau. Ceci est temporaire, votre enfant va s'adapter à ses nouvelles sensations. Ceci n'arrive pas à tous les enfants, mais préparez-vous-y car cela peut se produire entre le second et le quatrième mois de traitement. Et si votre enfant expérimente cette sensibilté tactile, changez votre technique, faites des pressions/remplissages pour tous les mouvements, répétez le mouvement 7 aussi souvent que possible et essayez de faire le massage deux fois par jour. En quelques semaines, votre enfant se sera habitué et sa réaction sensorielle deviendra normale.

Les toxines : la régression peut être causée par les toxines alimentaires : colorants rouges, mauvais aliments, GMS (Glutamate MonoSodique), etc... ou l'environnement : émanations de crayons de couleur, produits chimiques de nettoyage, lavage ou séchage, produits en tous genres. Vous pouvez agir et remédier à ces apports de mauvais aliments, mauvaises boissons, produits chimiques et cela aidera le système immunitaire de votre enfant. Vous serez surpris des résultats ! Une fois que vous aurez retiré tous les irritants, deux massages par jour aideront votre enfant à éliminer les toxines. .

Les émotions : le massage qigong aide votre enfant à prendre conscience de ses émotions et de lui-même. Mais bien sûr il va devoir maintenant y faire face ! De nouvelles réactions vont émerger. Encore une fois, ce n'est pas une régression mais un signe de progrès. Soutenez votre enfant et reconfortez-le, continuez votre massage en prenant bien soin de remarquer si son corps a besoin d'être rempli/renforcé (pression) ou s'il a besoin d'être dégagé (tapotement). Vous allez peut-être devoir faire face à quelques semaines difficiles mais continuez vos massages : votre enfant va cheminer à travers ces nouvelles émotions et va apprendre à gérer celles qui se présentent dans le futur.

Poussées de croissance : parfois avant ou après une poussée de croissance, l'enfant va faire une petite régression. De nouveau, faites deux massages par jour aussi souvent que vous le pouvez, restez sur le mouvement 7 aussi longtemps que vous le pouvez comme soutien supplémentaire. Votre enfant aura besoin d'un peu plus de pression pendant cette période de transition.

Et puis, les hauts et les bas de la vie ! Si vous ne soupçonnez aucun de ces éléments ci-dessus, vous pouvez être assuré qu'il y a du stress malgré tout. Les massages quotidiens et le mouvement 7 sont là pour vous secourir... ceux-ci vont le calmer et l'aider à évacuer son stress.

Certains changements de routine plus importants : votre enfant autiste, comme tout enfant, va vouloir résister à tous grands changements : problèmes scolaires, nouvelle école, nouvelle classe, changements à la maison, maladie d'un membre de la famille, babysitter indisponible, etc... son massage journalier lui donnera le soutien nécessaire, il vous calmera et vous rassurera également. Il vous apportera cette intimité nécessaire dont vous avez besoin tous les deux. Accordez-vous de bonnes heures de sommeil et une bonne alimentation.

Maintenant si certaines régressions se présentent, vous pouvez travailler sur ces différents axes et le mouvement 7 pours vous venir en aide.

Tous nos meilleurs voeux,
Louisa et Pam

Journal Hebdomadaire - Semaine 21

❤ TOUJOURS Y METTRE DE L'AMOUR ❤

Cochez chaque jour de massage

Dim.   Lun.   Mar.   Mer.   Jeu.   Ven.   Sam.

Vos remarques :

Pendant le massage   **Pendant la semaine**

Mv 1   S'allonge/ne s'allonge pas ?   Sommeil :
Mv 2   Dos – fredonne ?   Intestins :
Mv 3-4   Oreilles – refuse ?   Crises :
Mv 5   Allez bras ! Remonte !   Affection :
          Contact visuel ?
Mv 6   Doigts - lissage ou pression ?
Mv 7   Poitrine – se frotte les yeux,   Contact visuel :
          baille, se relaxe ?
Mv 8   Ventre - diarrhée/constipation ?   Ecoute :
Mv 9-10   Jambes – tapotement ou pression   Parle :
Mv 11   Doigts de pied – lissage,
          pression, bicyclette ?
Mv 12   Plantes de pieds – refuse ?   Autre :

Remarques positives d'autres personnes au sujet de votre enfant …

Vos pensées et vos impressions pendant le massage …

Vos questions au cours de la semaine …

Rappelez-vous ! Trouvez les réponses à vos questions dans l'Index.

Semaine 22
Lettre à nos parents - Tests de fin du premier semestre

Cher parent,

Au début de votre aventure avec le massage Qigong, nous avions mentionné qu'il y avait de nombreuses façons de mesurer les progrès accomplis. Vous devez déjà vous avoir fait une opinion sur ces progrès. Nous espérons que vous avez rempli les deux tests que nous vous avions présentés aux pages 19 à 22. Cette semaine, nous allons faire le point avec vous de la page 125 à 129.

Rappelez-vous des tests de la troisième méthode de mesure des progrès : la "Liste de Contrôle Toucher - Douleur" et "l'Indice de Stress Parental d'Enfants Autistes". Les études scientifiques et les thérapeutes s'en servent pour suivre les progrès des enfants autistes (mesure la gravité des problèmes contact/douleur) ainsi que le niveau de stress parental.

Remplissez ces mêmes tests. Nous allons les comparer avec les premiers que vous avez renseignés six mois auparavant et nous allons les analyser ensemble p 130.

Liste de Contrôle Toucher/Douleur

Faites un petit cercle autour du numéro correspondant
à la réponse décrivant votre enfant.

Toucher/douleur	Souvent	Parfois	Rarement	Jamais
Ne pleure pas quand il se fait mal	3	2	1	0
Ne sais pas si sa couche est propre ou souillée	3	2	1	0
Laver son visage est difficile	3	2	1	0
Couper les cheveux est difficile	3	2	1	0
N'aime pas mettre de chapeau	3	2	1	0
Préfère avoir un chapeau	3	2	1	0
Couper les ongles est difficile	3	2	1	0
Préfère mettre un ou deux gants	3	2	1	0
N'aime pas mettre de gants	3	2	1	0
Couper les ongles des pieds est difficile	3	2	1	0
Ne veut mettre que certaines chaussures (Chaussures molles, sans socquette...)	3	2	1	0
Veut porter les mêmes vêtements tous les jours	3	2	1	0
Ne veut mettre que certains vêtements (Pas d'élastique, des shorts...)	3	2	1	0
Pleure quand il tombe, se fait mal, s'égratigne... (Modèle inversé exprès)	0	1	2	3
Se tape la tête sur une surface dure, résistante	3	2	1	0
Se tape la tête sur une surface molle	3	2	1	0
Ajoutez vos résultats sous chaque colonne :				
Ajoutez les totaux :				

Indice de Stress Parental d'Enfants Autistes

Veuillez estimer les aspects de la maladie de votre enfant en décrivant le taux de stress qu'ils engendrent pour vous et votre famille.					
	Pas de stress	Stress intermittent	Stress souvent	Stress sévère tous les jours	Tellement stressé, parfois je me demande comment je vais pouvoir tenir le coup
Le niveau de communication					
Crises/effondrements					
Aggression avec la famille					
Automutilation					
Difficultés de transition					
Problèmes de sommeil					
Régime alimentaire de votre enfant					
Problèmes digestifs (Diarrhée, constipation)					
Propreté					
Manque de lien avec votre enfant					
Soucis de savoir s'il peut être accepté par les autres enfants					
Soucis pour sa future indépendance					
Sous total					
Total					

Comparez :

- Les résultats de la première Liste de Contrôle Toucher – Douleur avec ceux de la deuxième liste (celle de ce jour)
- Puis les résultats de la première Liste Indice de Stress Parental d'Enfants Autistes avec ceux de la deuxième (celle de ce jour)

Suivant la gravité de l'autisme de votre enfant, vos résultats auront beaucoup ou un peu évolués. L'intensité des symptômes aura diminué. Comment pouvez-vous analyser et comprendre la parallèle entre ces résultats et le comportement de votre enfant ?

Les résultats s'améliorent sur la Liste de Contrôle Toucher/Douleur :

Ceci signifie que les difficultés sensorielles de votre enfant se sont améliorées. Les zones corporelles qui étaient trop sensibles se sont calmées, celles qui étaient engourdies se sont réveillées et l'enfant peut maintenant ressentir le contact physique. Son sens du toucher s'est normalisé. Vous pouvez peigner ses cheveux, couper ses ongles sans trop de problèmes. Maintenant, lorsqu'il tombe et se fait mal, il pleure. Il demande une couche propre et parfois s'assoit sur son petit pot de chambre. Votre enfant est maintenant conscient de son corps et devient de plus en plus autonome.

"Le QST nous a donné la clé et nous a permis d'ouvrir la porte de notre petit garcon qui était emprisonné dans son corps. Je n'aurai jamais pu imaginer qu'il en sortirait si confiant, si loquace, si curieux, si affectueux et si heureux" - La maman de Justin, 4 ans

Vous souvenez-vous qu'au début, nous avions dit qu'une défaillance du sens du toucher provoquait les problèmes de développement social de l'autisme et que le toucher bienveillant des parents construisait l'apprentissage social ? Depuis des mois maintenant vous adaptez votre massage aux besoins et réactions du corps de votre enfant, vous pouvez dorénavant davantage le toucher et le prendre dans vos bras, vous pouvez le réconforter quand il pleure, le guider à travers ses transitions et peut-être peut-il rester assis sur vos genoux quand vous lisez une histoire ? Ceci est la base de l'apprentissage social : la communication avec vous, avec sa famille et bientôt avec d'autres personnes et le monde extérieur.

Les résultats s'améliorent sur la Liste de Contrôle de Stress Parental :

Les massages ont amélioré les rapports parent/enfant, mais maintenant vous stressez sur le fait qu'il faut passer par l'apprentissage de la propreté, auparavant vous étiez si débordés par tous les autres problèmes, vous ne pouviez même pas concevoir que vous pouviez envisager de nouveaux apprentissages : vous et votre enfant étiez paralysés par les symptômes de l'autisme.

A la fin du deuxième semestre, vous allez de nouveau remplir ces tests et vous rendre compte des nouveaux progrès. En fonction de la réponse de l'enfant au massage, son rythme de progression peut être plus ou moins rapide. Si votre enfant a un rythme plutôt lent, ses progrès seront plus visibles lors du deuxième semestre. Vous êtes maintenant à mi-programme, continuez vos massages quotidiennement, surtout n'abandonnez pas !

Rappelez-vous que si vous avez des doutes ou difficultés, vous pouvez vous mettre en rapport avec un thérapeute QST en visitant le site de Qigong Sensory Institute, www.qsti.org.

Tous nos bons souhaits,
Louisa et Pam

Journal Hebdomadaire - Semaine 22

❤ TOUJOURS Y METTRE DE L'AMOUR ❤

Cochez chaque jour de massage

Dim.   Lun.   Mar.   Mer.   Jeu.   Ven.   Sam.

Vos remarques :

Pendant le massage   **Pendant la semaine**

Mv 1   S'allonge/ne s'allonge pas ?   Sommeil :
Mv 2   Dos – fredonne ?   Intestins :
Mv 3-4   Oreilles – refuse ?   Crises :
Mv 5   Allez bras ! Remonte !   Affection :
          Contact visuel ?
Mv 6   Doigts -lissage ou pression ?
Mv 7   Poitrine – se frotte les yeux,   Contact visuel :
          baille, se relaxe ?
Mv 8   Ventre - diarrhée/constipation ?   Ecoute :
Mv 9-10   Jambes – tapotement ou pression   Parle :
Mv 11   Doigts de pied – lissage,
          pression, bicyclette ?
Mv 12   Plantes de pieds – refuse ?   Autre :

Remarques positives d'autres personnes au sujet de votre enfant …

Vos pensées et vos impressions pendant le massage …

Vos questions au cours de la semaine …

Rappelez-vous ! Trouvez les réponses à vos questions dans l'Index.

Semaine 23
Lettre aux parents – Regardons la liste de vos objectifs

Chers Parents,

Cette semaine, nous allons parler de la deuxième méthode de mesure des progrès réalisés par la méthode QST. Tout au début, vous aviez fait une liste de vos objectifs. Et nous voilà donc, six mois plus tard, à constater les progrès !

Regardez vos notes, quels étaient vos souhaits 6 mois auparavant:

1.

2.

3.

Aujourd'hui, avez-vous réalisé pleinement ou en partie ces objectifs ? Pour chacun d'entre eux, indiquez les améliorations ou sa réalisation complète et ce qui vous a aidé à l'atteindre :

1.

2.

3.

Comment ressentez-vous vos progrès ? Vous devez continuer les massages pendant six mois, restez bien fixés sur vos objectifs. Observez chaque petit changement et célébrez-le à votre manière.

Nous les célébrons avec vous, félicitations !

Louisa et Pam

Journal Hebdomadaire - Semaine 23

❤ TOUJOURS Y METTRE DE L'AMOUR ❤

Cochez chaque jour de massage

Dim.   Lun.   Mar.   Mer.   Jeu.   Ven.   Sam.

Vos remarques :

Pendant le massage		**Pendant la semaine**
Mv 1	S'allonge/ne s'allonge pas ?	Sommeil :
Mv 2	Dos – fredonne ?	Intestins :
Mv 3-4	Oreilles – refuse ?	Crises :
Mv 5	Allez bras ! Remonte !	Affection :
	Contact visuel ?	
Mv 6	Doigts - lissage ou pression ?	
Mv 7	Poitrine – se frotte les yeux,	Contact visuel :
	baille, se relaxe ?	
Mv 8	Ventre - diarrhée/constipation ?	Ecoute :
Mv 9-10	Jambes – tapotement ou pression	Parle :
Mv 11	Doigts de pied – lissage,	
	pression, bicyclette ?	
Mv 12	Plantes de pieds – refuse ?	Autre :

Remarques positives d'autres personnes au sujet de votre enfant …

Vos pensées et vos impressions pendant le massage …

Vos questions au cours de la semaine …

Rappelez-vous ! Trouvez les réponses à vos questions dans l'Index.

Semaine 24
Lettre aux parents - Pourquoi continuer la même fréquence de massage pour les 6 mois avenir?

Chers parents,

Pendant les six premiers mois du traitement, les parents peuvent facilement donner le massage 6-7 jours par semaine parce que les progrès de développement de l'enfant sont très évidents et très encourageants. Mais pendant le deuxième semestre, les progrès sont moins flagrants, l'enfant se satisfait de son nouveau confort. Nos recherches ont prouvé qu'il était très important de ne pas se reposer sur nos lauriers ! A la fin de l'année, il y avait une très forte différence de développement parmi les enfants qui n'avaient reçu le massage que 3-4 fois par semaine.

Si le massage est appliqué 6-7 jours par semaine, vous allez observer un cumul de bons résultats : si le langage de votre enfant s'est amélioré de 20% pendant le premier semestre, il se trouvera amélioré de 40% en fin d'année. Mais si le massage n'est pratiqué que 3-4 fois par semaine, les enfants stabiliseront leurs progrès de premier trimestre mais ne bénificieront pas de ce cumul de progrès supplémentaires. Au lieu de continuer à progresser dans la phase de « rattrapage » de développement, ces enfants vont « stagner ».

Les traitements médicaux n'ont pas un effet cumulatif au début et doivent être donnés régulièrement. Le massage est le traitement le plus "respectueux", le plus relaxant et celui qui donne le plus d'énergie possible. Et ce traitement est à notre portée. Il booste quotidiennement le système nerveux de votre enfant, le poussant ainsi vers la croissance, qui avait été au ralenti pendant trop longtemps. Si votre enfant a commencé sa régression du spectre de l'autisme il y a trois ans, donnez-lui le massage pendant au moins un an et demi, si cette régression a commencé il y a deux ans, donnez le massage pendant au moins une année.

Nous avons cependant vu des exceptions. Nos recherches nous ont montré que certains enfants, surtout ceux affligés d'autisme de haut niveau, ont continué à progresser sur le même rythme pendant le deuxième semestre avec seulement 3-4 massages par semaine. Nous vous recommandons de faire très attention, adaptez le traitement aux besoins et aux réactions de votre enfant, sachez qu'il y a des exceptions dans les deux sens, vers le bon et le mauvais. Faites confiance à notre expérience et restez dans d'excellentes conditions afin d'obtenir les meilleurs résultats possibles. Après tous les efforts fournis, il est

souhaitable de ne pas faire marche arrière. Le plus sûr est de continuer l
massages tous les jours pendant au moins une année, ils apportent
réconfort et contact affectueux à votre enfant pendant ces 15 minutes
quotidiennes.

Tous nos bons souhaits,
Louisa et Pam

Journal Hebdomadaire - Semaine 24

❤ **TOUJOURS Y METTRE DE L'AMOUR** ❤

Cochez chaque jour de massage

Dim.   Lun.   Mar.   Mer.   Jeu.   Ven.   Sam.

Vos remarques :

Pendant le massage		**Pendant la semaine**
Mv 1	S'allonge/ne s'allonge pas ?	Sommeil :
Mv 2	Dos – fredonne ?	Intestins :
Mv 3-4	Oreilles – refuse ?	Crises :
Mv 5	Allez bras ! Remont !	Affection :
	Contact visuel ?	
Mv 6	Doigts - lissage ou pression ?	
Mv 7	Poitrine – se frotte les yeux,	Contact visuel :
	baille, se relaxe ?	
Mv 8	Ventre - diarrhée/constipation ?	Ecoute :
Mv 9-10	Jambes – tapotement ou pression	Parle :
Mv 11	Doigts de pied – lissage,	
	pression, bicyclette ?	
Mv 12	Plantes de pieds – refuse ?	Autre :

Remarques positives d'autres personnes au sujet de votre enfant …

Vos pensées et vos impressions pendant le massage …

Vos questions au cours de la semaine …

Rappelez-vous ! Trouvez les réponses à vos questions dans l'Index.

Semaine 25
Lettre aux parents - Une maman incrédule.

Chers parents,

Mon fils avait alors six ans. Sa kinésithérapeute m'avait parlé du QST. Tout cela me semblait un peu bizarre comme toutes ces guérisons mystiques ! Et puis cette personne m'a demandé de lire les résultats des recherches scientifiques démontrant l'efficacité de cette thérapie. Ceci à éveillé ma curiosité.

Je me suis donc procurée et lu le livre ainsi que toutes les recherches publiées jusqu'à ce jour : c'est d'ailleurs ce qui m'a convaincue.

A ce moment là, mon fils avait de grosses difficultés en classe, il donnait des coups de pieds à sa maitresse et personnel scolaire... j'avais peur qu'il soit renvoyé. Ma maison était d'une propreté irréprochable : comme je ne pouvais pas dormir la nuit, je faisais du ménage. Patrick avait beaucoup de problèmes : il ne pouvait pas supporter la lumière, les bruits, ne voulait pas qu'on le touche et ne voulait pas mettre de chaussettes. Il ne pouvait pas supporter que d'autres enfants pleurent, surtout les bébés. Il se mettait à crier au parc si un enfant pleurait, il voulait le taper pour qu'il s'arrête. Nous devions nous précipiter pour l'attraper avant que cela n'arrive. Plusieurs fois, nous n'avons pas été assez rapides et il a attaqué des enfants au parc, à la plage et à l'école.

Il dormait très mal, il avait de grosses difficultés pour l'endormissement, ce qui était très problématique lors de ses réveils nocturnes. J'étais toujours en état d'alerte afin qu'il ne réveille pas le reste de la famille. Il faisait de terribles crises de nerfs. Je l'appelais ma Ferrari parce qu'il passait de 0 à 180 km/h en quelques secondes. Sans vous parler de ses gros problèmes alimentaires...

Quand j'ai commencé le QST, je n'avais pas grand espoir. Je me suis promise de faire les massages pendant cinq mois comme sur le livre et de faire le point lors de la première évaluation.

Juste avant Noël, la classe de mon enfant est allée dans un grand magasin pour voir Santa (le Père Noël aux USA). Quelques jours plus tard, j'ai appris que sa maîtresse lui avait donné des frites : j'étais horrifiée par le fait qu'elle lui ait donné cette forme de nourriture solide et puis je me suis dit : " Calmons-nous, jusqu'à présent il n'a voulu manger que de la nourriture en purée, et pour la première fois il a osé manger quelque chose de différent qu'il a dû mâcher ! C'est peut-être grâce à mes massages !" Ces frites étaient un commencement de bien d'autres changements !

A l'issue des 5 cinq premiers mois, Patrick a commencé à tolérer les chaussettes, les crises devenaient plus rares et plus courtes à la maison ainsi qu'à l'école. Il commençait même à jouer avec de nouveaux mots et à dire de petites blagues...Maintenant, deux ans après, nous faisons encore le massage plusieurs fois par semaine, il le réclame souvent et notre petite routine l'aide à gérer sa vie.

Je conseille à tous les parents d'enfant victime de l'autisme de faire le traitement QST. Vous verrez, avec de la patience vous obtiendrez de bons résultats qui changeront votre vie de famille. Les études scientifiques sont encourageantes ! De toute manière vous ne pourrez faire que du bien. Passez quelques minutes chaque jour avec votre enfant, vous ne les regretterez pas : affection et câlins seront vos récompenses.

Faites confiance et gardez votre optimisme.

Sarah, la maman de Patrick.

Journal Hebdomadaire - Semaine 25

♥ TOUJOURS Y METTRE DE L'AMOUR ♥

Cochez chaque jour de massage

Dim.   Lun.   Mar.   Mer.   Jeu.   Ven.   Sam.

Vos remarques :

Pendant le massage		**Pendant la semaine**
Mv 1	S'allonge/ne s'allonge pas ?	Sommeil :
Mv 2	Dos – fredonne ?	Intestins :
Mv 3-4	Oreilles – refuse ?	Crises :
Mv 5	Allez bras ! Remonte !	Affection :
	Contact visuel ?	
Mv 6	Doigts - lissage ou pression ?	
Mv 7	Poitrine – se frotte les yeux,	Contact visuel :
	baille, se relaxe ?	
Mv 8	Ventre - diarrhée/constipation ?	Ecoute :
Mv 9-10	Jambes – tapotement ou pression	Parle :
Mv 11	Doigts de pied – lissage,	
	pression, bicyclette ?	
Mv 12	Plantes de pieds – refuse ?	Autre :

Remarques positives d'autres personnes au sujet de votre enfant …

Vos pensées et vos impressions pendant le massage …

Vos questions au cours de la semaine …

Rappelez-vous ! Trouvez les réponses à vos questions dans l'Index.

Semaine 26
Lettre aux parents - L'enfant agrandit son cercle social

Chers parents,

Votre enfant commence à vouloir communiquer avec le monde extérieur. Les enfants suivant le traitement QST agrandissent leur cercle social de manière progressive et régulière.

Au centre du cercle se trouve la relation parent/enfant et ceci dès la naissance. Un papa nous a dit : "Quand ma petite fille est née, elle m'a regardé intensément dans les yeux et je suis sûr qu'elle a pu lire mon âme ! Depuis ce moment, le lien entre nous est intense. Il est là ce fameux rapport humain : dans l'affirmation et le maintien de la vie.

Si votre enfant a commencé sa vie en étant plus proche d'un parent, le massage QST va ouvrir sa connexion à l'autre parent. Ensuite, il s'ouvrira vers ses frères et soeurs les plus âgés puis vers les plus jeunes.

Un papa nous a partagé son expérience :

"Mon fils n'avait jamais fait attention à sa petite soeur. Il passait sur elle à quatre pattes comme si elle n'existait pas ! Et puis, petit à petit, il a commencé à la regarder jouer, maintenant il va s'assoir près d'elle et participe à ce qu'elle fait." - Le papa de Shane

Plus tard, les enfants ouvriront leur coeur à leurs grands parents et aux autres membres de la famille.

Pour finir, ils se rapprocheront des enfants de leur âge. Ils pourront ainsi aller à l'école. Félicitations !

Meilleurs voeux à tous.

Louisa et Pam

Journal Hebdomadaire - Semaine 26

❤ TOUJOURS Y METTRE DE L'AMOUR ❤

Cochez chaque jour de massage

Dim. Lun. Mar. Mer. Jeu. Ven. Sam.

Vos remarques :

Pendant le massage		**Pendant la semaine**
Mv 1	S'allonge/ne s'allonge pas ?	Sommeil :
Mv 2	Dos – fredonne ?	Intestins :
Mv 3-4	Oreilles – refuse ?	Crises :
Mv 5	Allez bras ! Remonte !	Affection :
	Contact visuel ?	
Mv 6	Doigts - lissage ou pression ?	
Mv 7	Poitrine – se frotte les yeux,	Contact visuel :
	baille, se relaxe ?	
Mv 8	Ventre - diarrhée/constipation ?	Ecoute :
Mv 9-10	Jambes – tapotement ou pression	Parle :
Mv 11	Doigts de pied – lissage,	
	pression, bicyclette ?	
Mv 12	Plantes de pieds – refuse ?	Autre :

Remarques positives d'autres personnes au sujet de votre enfant …

Vos pensées et vos impressions pendant le massage …

Vos questions au cours de la semaine …

Rappelez-vous ! Trouvez les réponses à vos questions dans l'Index.

Semaine 27
Lettre aux parents - Comment puis-je parler du QST à l'école?

Chers parents,

La maîtresse ou le maître d'école va vous poser la question de ce que vous faites pour soigner votre enfant et ce, bien avant que vous ne lui parliez du QST ! Après quelques semaines de massage, les résultats scolaires s'améliorent car leur enfant reçoit de meilleures notes. Les enseignants souhaitent comprendre ce qui se passe. Ils ont une classe entière sous leur responsabilité et ils veulent savoir ce qui aide un enfant afin de pouvoir aider le reste de leurs élèves.

Quand le maître ou la maîtresse vous demande ce que vous faites, vous pouvez lui donner la page : "Information pour enseignants" Appendice 1. Ils seront curieux de lire les résumés de recherches.

Nous ne vous recommandons pas de leur enseigner le massage ou que vous leur donniez la permission de le pratiquer avec votre enfant à l'école. Vous avez passé beaucoup de temps à gagner la confiance de votre enfant, ainsi si le personnel scolaire n'est pas assez sensible au langage de son corps ou le force, ceci pourrait détruire vos objectifs obtenus après tant d'efforts. Vous pouvez malgré tout montrer comment gérer les transitions en leur montrant la technique du "Bouton Simple" pour calmer votre enfant et du "Bouton-Regarde-Moi" pour captiver son attention. Les enseignants seront ravis d'acquérir ces petits "outils" pour guider votre enfant et peut-être les utiliseront-ils également pour quelques autres enfants.

Continuez, vous êtes sur le bon chemin !

Louisa et Pam

Journal Hebdomadaire - Semaine 27

❤ TOUJOURS Y METTRE DE L'AMOUR ❤

Cochez chaque jour de massage

Dim.   Lun.   Mar.   Mer.   Jeu.   Ven.   Sam.

Vos remarques :

Pendant le massage		**Pendant la semaine**
Mv 1	S'allonge/ne s'allonge pas ?	Sommeil :
Mv 2	Dos – fredonne ?	Intestins :
Mv 3-4	Oreilles – refuse ?	Crises :
Mv 5	Allez bras ! Remonte ! Contact visuel ?	Affection :
Mv 6	Doigts - lissage ou pression ?	
Mv 7	Poitrine – se frotte les yeux, baille, se relaxe ?	Contact visuel :
Mv 8	Ventre - diarrhée/constipation ?	Ecoute :
Mv 9-10	Jambes – tapotement ou pression	Parle :
Mv 11	Doigts de pied – lissage, pression, bicyclette ?	
Mv 12	Plantes de pieds – refuse ?	Autre :

Remarques positives d'autres personnes au sujet de votre enfant …

Vos pensées et vos impressions pendant le massage …

Vos questions au cours de la semaine …

Rappelez-vous ! Trouvez les réponses à vos questions dans l'Index.

Semaine 28
Lettre aux parents - Comment puis-je présenter le QST au médecin de notre enfant?

Chers Parents,

Aux USA, les médecins sont en général très réceptifs lorsqu'il s'agit de traitements donnés à la maison par les parents d'enfants souffrant de déficiences physiques ou mentales. Ils savent que le contact affectif du parent est essentiel au développement de l'enfant.

Les médecins avisés de notre traitement QST pour l'autisme le considèrent comme une réussite. Il utilise le sens du toucher et les médecins reconnaissent tous ses bien-faits.

Ils ne seront pas surpris de savoir que votre enfant dort mieux après son massage, qu'il est plus relaxé et qu'il a moins de crises. Par contre ils le seront peut-être de savoir qu'il est maintenant beaucoup plus sociable et qu'il utilise ses nouveaux talents de communication. Le QST est encore assez nouveau et la plupart des médecins n'ont pas encore eu le temps de lire toutes les recherches démontrant que c'est un traitement efficace pour l'autisme.

Les médecins veulent apprendre et connaitre tous les traitements éprouvés par des recherches. Vous pouvez lui transmettre le document "Information pour le médecin de votre enfant" (Annexe 2) lors de votre prochaine visite. Partagez avec lui les bien-faits du QST. Votre médecin sera sans doute curieux, intéressé par les recherche et pourra en parler à d'autres parents. Grâce à vous, d'autres enfants pourront bénéficier de votre expérience.

Bonne communication !

Louisa et Pam

Journal Hebdomadaire - Semaine 28

♥ TOUJOURS Y METTRE DE L'AMOUR ♥

Cochez chaque jour de massage

Dim.   Lun.   Mar.   Mer.   Jeu.   Ven.   Sam.

Vos remarques :

Pendant le massage		**Pendant la semaine**
Mv 1	S'allonge/ne s'allonge pas ?	Sommeil :
Mv 2	Dos – fredonne ?	Intestins :
Mv 3-4	Oreilles – refuse ?	Crises :
Mv 5	Allez bras ! Remonte !	Affection :
	Contact visuel ?	
Mv 6	Doigts - lissage ou pression ?	
Mv 7	Poitrine – se frotte les yeux,	Contact visuel :
	baille, se relaxe ?	
Mv 8	Ventre - diarrhée/constipation ?	Ecoute :
Mv 9-10	Jambes – tapotement ou pression	Parle :
Mv 11	Doigts de pied – lissage,	
	pression, bicyclette ?	
Mv 12	Plantes de pieds – refuse ?	Autre :

Remarques positives d'autres personnes au sujet de votre enfant …

Vos pensées et vos impressions pendant le massage …

Vos questions au cours de la semaine …

Rappelez-vous ! Trouvez les réponses à vos questions dans l'Index.

Semaine 29
Lettre aux parents - Le partage d'une mère

Chers parents et aides familiales,

Vous êtes formidables ! Ce que vous accomplissez avec votre enfant est extraordinaire ! Comment puis-je savoir cela sans vous connaître?

Après avoir élevé notre enfant autiste de haut niveau pendant seize ans, je connais les hauts et les bas de la vie quotidienne : deux pas en avant, un pas en arrière, de nouveaux défis à relever tous les jours. La seule façon de continuer à vivre cette vie est d'avoir un coeur ouvert à toute nouvelle situation. Nous sommes constamment hantés par le fait que nous ne faisons jamais assez pour soulager notre enfant. Mais sachez que vous accomplissez des miracles avec le massage ainsi que les multiples attentions que vous lui portez quotidiennement. Vous êtes la super-maman, le super-papa d'un super-enfant. Vous vous battez tous les jours pour accomplir ces petits miracles qui se cumulent au fur et à mesure.

Notre fils, Jordan, faisait parti des premiers enfants à recevoir le massage. Il était un des "essai pilote" pour l'étude scientifique du massage Qigong il y a 14 ans. Il y a eu beaucoup de hauts et de bas, je n'aurai jamais pu les prévoir au début du traitement. Mais que de changements depuis ! Le massage lui a permis de communiquer avec le monde extérieur, de prendre conscience de son corps. Tout n'est pas guéri", les challenges continueront mais je voulais écrire cette lettre pour vous encourager. Je voulais que vous compreniez que tous vos efforts en valent vraiment la peine.

L'autre soir, lorsque j'ai dit bonsoir à Jordan, j'ai pris conscience de tout ce qu'il a dû supporter jusqu'à présent. Oh combien sa vie était difficile, tous les efforts qu'il devait faire pour la gérer avec son lot de malchances, ses frustrations, ses chagrins et ses colères. Tous les jours, il doit faire face à toutes ces personnes qui ne le comprennent pas, moi incluse. Tous les jours, il doit avoir une montagne de patience pour essayer de nous communiquer ses besoins, ses pensées, ses rêves. Chaque jour, il doit être témoin de toutes les réactions négatives que son comportement engendre. Il doit lire mes émotions et adapter les siennes.

Je suis étonnée par sa dignité, parfois si paisible. Il se contente de peu alors qu'il a déjà si peu de ce qui rend le reste du monde heureux. Je viens si souvent vers lui avec tant de projets : pour lui apprendre quelque chose, le guider, le diriger dans une certaine direction, le guérir. Parfois, parmi tous les traitements et programmes que nous menons, parmi le stress causé par l'autisme, nous oublions de nous assoir calmement, d'admirer et d'apprécier la beauté, la dignité de cette personne : notre enfant. C'est cette prise de conscience qui me permet de continuer à lui offrir tout ce qui est en mon pouvoir.

Jordan a seize ans maintenant et il y a chez lui tellement de choses que j'aime! Jamais je n'aurai pu l'imaginer lorsque nous avons commencé les massages à l'âge de trois ans. Son rire est comme un rayon de soleil, il éclaire tout autour de lui, il est honnête et libre. Comme mon amie me disait : "Il n'y a rien de plus beau que la joie de Jordan". C'est une ouverture sur son âme, tous les enfants ont cette "fenêtre" qui, lorsqu'elle s'ouvre nous permet d'apercevoir la grandeur de leur âme. Je dois me poser quand Jordan se met à rire pour me dire : "Qu'elle belle et généreuse nature !". Je fais toujours l'effort d'avoir ce recul afin de ne pas me focaliser sur mes limites ou les siennes.

Je n'aurai jamais pensé que les moments les plus intolérables de la vie de Jordan allaient être ceux qui nous rapprocheraient le plus. Il y a deux ans, il était si agressif que nous avons dû le mettre dans un centre surveillé. Après que nous ayons récupéré notre équilibre et qu'il ait appris à se calmer, il est revenu avec nous. Depuis, nous sommes tous beaucoup plus proches les uns des autres. Notre famille est plus unifiée qu'elle ne l'aurait été si Jordan n'était pas avec nous.

Ainsi je me réjouis de l'emmener en ville avec moi, de faire une bonne marche à pied, d'aller faire les magasins, etc... Quand il était petit, c'était presque impossible. Mais maintenant, nous allons partout ensemble. Cela lui plait bien aussi. Le plus étonnant est d'observer comme la plupart des gens sont serviables et accommodants. Bien sûr, il y a encore quelques personnes désagréables, mais l'ouverture d'esprit de Jordan me permet de les prendre en pitié plutôt que de me mettre en colère.

Jordan nous aide à nous libérer. Je dis cela malgré le fait que nous soyons une famille touchée par l'autisme et que notre vie soit empreinte de beaucoup de limites. Ces limites nous paraissent parfois insurmontables. Mais nous sommes forcés d'accepter que cette liberté soit permise du fait de ces limites. Pour Jordan, nos idées de succès sont incompréhensibles et lui importent peu. Le plus important pour lui est que nous l'aimions et que nous nous aimions. Aimer Jordan nous a montré que rien n'est en dehors des possibilités d'aimer, aucune personne, aucune déficience, aucun bruit ou mouvement inopportun, aucun comportement bizarre ou agressif, aucun manque de don ou de succès, aucun challenge… rien ! Amour avant tout !

Bien à vous, Lori

Journal Hebdomadaire - Semaine 29

♥ TOUJOURS Y METTRE DE L'AMOUR ♥

Cochez chaque jour de massage

Dim.   Lun.   Mar.   Mer.   Jeu.   Ven.   Sam.

Vos remarques :

Pendant le massage		**Pendant la semaine**
Mv 1	S'allonge/ne s'allonge pas ?	Sommeil :
Mv 2	Dos – fredonne ?	Intestins :
Mv 3-4	Oreilles – refuse ?	Crises :
Mv 5	Allez bras ! Remonte ! Contact visuel ?	Affection :
Mv 6	Doigts - lissage ou pression ?	
Mv 7	Poitrine – se frotte les yeux, baille, se relaxe ?	Contact visuel :
Mv 8	Ventre - diarrhée/constipation ?	Ecoute :
Mv 9-10	Jambes – tapotement ou pression	Parle :
Mv 11	Doigts de pied – lissage, pression, bicyclette ?	
Mv 12	Plantes de pieds – refuse ?	Autre :

Remarques positives d'autres personnes au sujet de votre enfant …

Vos pensées et vos impressions pendant le massage …

Vos questions au cours de la semaine …

Rappelez-vous ! Trouvez les réponses à vos questions dans l'Index.

Semaine 30
Lettre aux parents - Le partage d'un père

Chers pères,

Vous êtes le père d'un enfant autiste. Vous n'aviez pas signé pour ce contrat mais maintenant votre vie entière va être influencée par ce diagnostic. Assumer ce rôle de père va parfois être très difficile, mais il va changer votre vie et va la remplir d'incroyables cadeaux. Ça va être dur, très dur, je ne vais pas vous mentir ! Vous pouvez oublier le modèle de père que vous imaginiez avant de devenir le papa de votre enfant autiste. Tout cela n'a plus de valeur maintenant. Faites votre deuil et lancez-vous vers un nouvel avenir.

Vous allez devoir développer un nouveau mode de résilience car vous allez être confronté à des situations complètement inattendues avec votre fils ou fille autiste. Chaque jour, chaque semaine, chaque année de votre vie sera comme amplifié : les hauts seront plus hauts et les bas seront plus bas. Je suis le père de Michael et toutes les expériences vécues jusqu'à maintenant ses 16 ans me montrent que rien ne changera. Bon d'accord, c'est ok !

Il est comme il est et c'est comme ça que je dois l'aimer - avec cette même résilience qu'il s'impose à lui-même.

Pourquoi ces massages QST ? Le pouvoir du toucher d'un père est unique, il n'y a que lui qui peut l'apporter à son enfant, on lui offre une mosaïque composée de puissance, d'intimité et de compréhension. Il en est aussi ainsi du toucher unique d'une mère, l'enfant bénéficie de chacune de nos spécifités énergétiques.

Votre responsabilité va être de vous engager dans une pratique quotidienne du massage : cet incroyable traitement qui permet d'ouvrir les fenêtres de la communication et du lien parent-enfant. Ce qui n'est pas édident à concevoir comme objectif. Votre courage, votre amour, votre espoir et confiance en l'avenir de votre enfant vont être les points d'appuis pour son développement.

Votre réalité est que vous êtes le parent d'un enfant autiste et ceci vous invite à vivre constamment connecté à l'instant présent - vous allez certainement vouloir retourner vivre dans un passé qui n'existe plus, tout comme imaginer un futur qui ne pourra jamais se réaliser selon des conditions normales. Le présent est difficile ; c'est un engagement de 7 jours sur 7 et de 24h sur 24. Il est malgré tout plein de vie, avec ses moments de déceptions mais aussi de bonheur et de satisfactions.

Le massage avec un coeur ouvert à toutes possibilités est une opportunité de rapprochement avec votre enfant, une promesse d'engagement dans une aventure surprenante, intéressante, fatigante mais aussi pleinne de moments de joie et de larmes. C'est une expérience qui vous fera Aimer passionnément, qui vous fera apprécier les petites choses de la vie auxquelles vous n'auriez sans doute pas prêté attention. Vous deviendrez un exemple de tolérance et de patience pour tous ceux qui vous connaissent. Vous allez devenir un père de grande qualité et être admiré par votre entourage.

Nous voilà, 16 ans plus tard et je suis sûr maintenant que nous avons survécu sans grand trauma. Nous sommes là, présents dans notre entièreté et notre intégrité.

Jim, Papa d'un enfant autiste.

Journal Hebdomadaire - Semaine 30

❤ TOUJOURS Y METTRE DE L'AMOUR ❤

Cochez chaque jour de massage

Dim.   Lun.   Mar.   Mer.   Jeu.   Ven.   Sam.

Vos remarques :

Pendant le massage		**Pendant la semaine**
Mv 1	S'allonge/ne s'allonge pas ?	Sommeil :
Mv 2	Dos – fredonne ?	Intestins :
Mv 3-4	Oreilles – refuse ?	Crises :
Mv 5	Allez bras ! Remonte ! Contact visuel ?	Affection :
Mv 6	Doigts - lissage ou pression ?	
Mv 7	Poitrine – se frotte les yeux, baille, se relaxe ?	Contact visuel :
Mv 8	Ventre - diarrhée/constipation ?	Ecoute :
Mv 9-10	Jambes – tapotement ou pression	Parle :
Mv 11	Doigts de pied – lissage, pression, bicyclette ?	
Mv 12	Plantes de pieds – refuse ?	Autre :

Remarques positives d'autres personnes au sujet de votre enfant …

Vos pensées et vos impressions pendant le massage …

Vos questions au cours de la semaine …

Rappelez-vous ! Trouvez les réponses à vos questions dans l'Index.

Semaine 31
Lettre aux parents – Témoignages et observations de parents

Chers parents,

Jusqu'à présent, vous avez appris des tas de choses au sujet du QST. Vous avez enfin des talents pour aider votre enfant. Vous avez fait un point après six mois de traitement et vous êtes prêts pour l'aventure du deuxième trimestre.

Ces deux dernières semaines, vous avez lu la lettre de cette maman et de ce papa partageant leur vécu. Lors des semaines à venir, nous partagerons d'autres lettres avec vous. **Aujourd'hui découvrez ci-dessous les témoignages des observations faites par les parents au cours de nos sessions expérimentales :**

- "Elle devient de plus en plus câline".

- "Les crises sont de plus en plus rares et il commence à parler".

- "Il commence à se maitriser. Il commence également à s'intéresser à de nouveaux jouets, pas uniquement à la même petite voiture !".

- " Il me fait des câlins et me serre contre lui. Il embrasse ses peluches maintenant et veut s'assoir sur nos genoux".

- "Il fait tellement de progrès en ce moment ! Nous sommes sidérés ! Ce petit garçon frustré qui ne pouvait pas communiquer peut maintenant nous faire comprendre ce qu'il veut et essaye continuellement de parler !".

- "Elle ressent la douleur maintenant et ne me mord plus!".

- "Il se rapproche de nous petit à petit et veut établir un contact ".

- "Quel bonheur ! Il dort tellement mieux, son langage s'améliore chaque jour et il est bien moins agressif".

- "Ce massage nous a rapprochés. J'ai maintenant le temps de me reposer et je peux ainsi lui donner plus d'affection".

- "Les changements se sont fait ressentir rapidement. Il a commencé à vouloir parler et est devenu conscient de son entourage. Il comprend beaucoup mieux et veut communiquer. Ses frustrations et ses crises ont diminué. Il veut vraiment essayer de nous expliquer ses pensées. Sa concentration s'améliore constamment".

- "Ce massage nous a rapproché. Nous pouvons profiter l'une de l'autre en jouant ensemble. Nous sommes plus en lien et pouvons être plus complices. Nous pouvons ainsi avoir un « temps mort » dans la gestion de l'autisme et nous en profitons pour détendre notre système nerveux et nous relaxer".

- "Il était assez proche de son papa mais me rejetait constamment. Maintenant il veut me toucher et me réclame. Je commence à me dire qu'il m'aime aussi".

- "Avant, quand son papa et moi essayons de le prendre dans nos bras, de l'embrasser, il nous donnait des coups de pieds et des coups de mains et essayait de se sauver. Il ne voulait pas nous regarder. Maintenant, il accepte nos marques de tendresse et réclame même notre affection. Quel changement extraordinaire pour nous les parents !".

- "Tout n'a été que changements positifs, je ne sais même pas par où commencer".

Nous terminerons cette lettre avec quelques remarques supplémentaires qui nous ont été envoyées par courrier:

- "Nous donnons le massage à notre enfant, personne d'autre ne peut avoir les mêmes résultats. Nous suivons pas à pas ce que notre Praticienne QST2 nous a appris. Nous mettons énormément d'amour dans nos mains".

- "La vie est devenue plus facile, il est en général moins frustré, plus calme et plus heureux".

- "Heureusement c'est quelque chose de facile que je peux faire à la maison. Je sais maintenant adapter le massage à ses besoins. Quelle difference pour nous tous ! Quelle chance nous avons eu d'entendre parler de ce massage QST !"

- "Qigong est le seul traitement qui a fait une différence dans la vie de notre petite et dans la nôtre".

- "Le QST a accentué les effets des autres traitements que nous faisions pour améliorer son langage et ses mouvements".

- "Ce que j'aime le plus dans ce massage est le fait qu'il développe sa confiance et sa conscience de bien se sentir dans sa peau".

- "Le massage lui donne la possibilité de sortir de sa prison".

- "On s'amuse ensemble pendant ces quinze minutes".

- "Ça me donne du courage et de la confiance".

- "Ce massage est donné par les parents. Tous les autres traitements pour l'autisme sont effectués par d'autres personnes. Celui-ci est tellement plus intime et me donne l'impression que je peux malgré tout contrôler la situation".

- "C'est un traitement doux et chaleureux, je ne peux pas faire de mal et il nous rapproche un peu plus chaque jour".

- "C'est facile, je peux le faire chez nous et cela augmente l'efficacité de tous les autres traitements. Ces autres traitements ne faisaient pas grande différence jusqu'à ce que l'on ait commencé le QST".

- "C'est quelque chose que je peux faire moi même et ressentir les changements chaque jour".

- "Ce massage est un médicament que je peux donner tous les jours, facile à insérer dans ma routine. Il a été une expérience positive du début à la fin et nous a donné tellement de satisfaction".

- "Donné par la famille, de longue durée, sans aucune dépense et sans risque : il nous semble que nous avons un certain contrôle maintenant alors qu'il nous semblait avoir complètement perdu les pédales !".

Nous espérons que ces témoignages vous donneront du courage et de la confiance. Nous vous proposons de prendre votre "Journal Hebdomadaire" afin d'y écrire vos observations.

Nous sommes tellement heureuses d'être avec vous.

Louisa et Pam.

Journal Hebdomadaire - Semaine 31

❤ TOUJOURS Y METTRE DE L'AMOUR ❤

Cochez chaque jour de massage

Dim.   Lun.   Mar.   Mer.   Jeu.   Ven.   Sam.

Vos remarques :

Pendant le massage   **Pendant la semaine**

Mv 1   S'allonge/ne s'allonge pas ?   Sommeil :
Mv 2   Dos – fredonne ?   Intestins :
Mv 3-4   Oreilles – refuse ?   Crises :
Mv 5   Allez bras ! Remonte !   Affection :
            Contact visuel ?
Mv 6   Doigts - lissage ou pression ?
Mv 7   Poitrine – se frotte les yeux,   Contact visuel :
            baille, se relaxe ?
Mv 8   Ventre - diarrhée/constipation ?   Ecoute :
Mv 9-10   Jambes – tapotement ou pression   Parle :
Mv 11   Doigts de pied – lissage,
            pression, bicyclette ?
Mv 12   Plantes de pieds – refuse ?   Autre :

Remarques positives d'autres personnes au sujet de votre enfant …

Vos pensées et vos impressions pendant le massage …

Vos questions au cours de la semaine …

Rappelez-vous ! Trouvez les réponses à vos questions dans l'Index.

Semaine 32
Lettre aux parents - La maman de Jilia:
Le massage QST nous a aidé lors de moments émotionnellement très difficiles.

Chers parents,

J'ai tellement de reconnaissance pour le protocole QST Qigong et je suis heureuse de pouvoir partager avec vous nos épreuves passées.

Jilia avait un an, mon mari et moi avions décidé de nous séparer. Malheureusement, cette période de divorce était terrible et a duré des années.

Ma pauvre petite Jilia, qui se débattait déjà avec ses symptômes d'autisme était au centre de ce conflit : une bataille sans fin concernant sa garde, entre adultes qui auraient dû être unis pour lui apporter confort, sécurité, aide physique et mentale. Les médecins lui ont même attribué un diagnostic de PTSD "Syndrome de Stress Post-Traumatique". Le simple souvenir de cette période m'attriste profondément. Nous étions vraiment accablées par tous ces événements qui nous déchiraient le coeur.

Une amie m'a parlée du QST et de son massage Qigong. Elle m'a dit que Jilia et moi pourrions certainement en profiter. Je lui ai fait confiance, j'étais tellement perdue ! Elle m'a donné le livre et le DVD, j'ai tout de suite appris à donner le massage à Jilia tous les jours, sauf les jours où elle était avec son père.

Tout au début, son corps était très rigide pendant les mouvements, surtout autour de son cou et ses épaules. Ses doigts de pieds et de mains étaient très sensibles. Ses pieds lui faisaient si mal, je pouvais à peine les toucher. Mais après quelques jours, son corps a commencé à se relaxer.

Je me souviens du jour où Jilia voulait regarder la vidéo, celle où le Dr. Silva donne le massage. J'étais sûre qu'après 5 minutes elle en serait désintéressée, mais elle l'a regardé pendant 30 minutes avec toute son attention. Elle portait son attention surtout sur les enfants qui recevaient le massage.

Ce qui me faisait le plus de peine, c'était quand Jilia pleurait. Ses pieds lui faisaient mal et ensuite cela à été sa poitrine et son ventre.

Elle pleurait tellement fort, je voulais m'arrêter mais j'ai continué malgré tout. Je pleurais également tout en disant : "On doit le faire, ma chérie, tu vas voir, tu vas aller mieux, fais moi confiance" comme le livre nous le recommande. C'était si difficile ! Elle était si bouleversée, mais le massage l'aidait à libérer ces émotions, sa peine, ses frustrations et tout ce qu'elle avait accumulé dans les cellules de son corps. Malgré ces moments de tristesse, elle demandait le massage tous les jours car elle savait d'une certaine façon que ce massage l'aidait.

Certaines nuits, elle se réveillait en hurlant : "Maman ! Maman ! Où es-tu ? Ne me quitte pas !". C'était terrible pour moi ! Une nuit j'ai décidé de faire le massage. Elle a accepté malgré ses sanglots, elle s'est calmée rapidement et s'est endormie après avoir pris de fortes respirations.

Pour moi, le monde était sans dessus-dessous. J'étais dans un état lamentable à chaque fois qu'elle partait chez son père.

Après quelques mois, Jilia était tellement plus détendue, son corps pouvait se relaxer immédiatement dés que l'on commençait le massage. Elle faisait un gros soupir et cela me donnait confiance et la possibilité de ressentir son énergie et les réactions de son corps. Par l'intermédiaire de mes mains, je pouvais lui transmettre mon amour, mes sentiments et mon énergie. Ce massage nous permettait de nous souder l'une à l'autre. Jilia disait qu'elle aimait quand sa « Momma » la touchait : nous guérissions ensemble !

Elle avait commencé des leçons de natation et tout à coup, son corps et sa compréhension du mouvement n'ont fait qu'un. Un jour, alors que je la regardais nager, j'étais en larmes : je réalisais à quel point elle pouvait se déplacer si facilement dans cette piscine. Elle n'avait jamais si bien nagé, ses mouvements étaient fluides et réguliers, en cadence et coordonnés, sa respiration naturelle et sa force me surprenaient. Ma petite fille était magnifique !

Un autre jour, il fallait lui retirer deux dents. Elle était presque incontrôlable sur la chaise longue du dentiste. Calmement, je me suis mise à masser ses jambes et ses pieds en lui disant que je l'aidais à se calmer avec notre massage "spécial", que l'on devait ressentir notre amour et notre lien commun.

Elle a tout de suite compris ce que l'on faisait et le dentiste a pu continuer sans problème.

Après un an de massage, Jilia avait surmonté la plupart de son anxiété et de ses craintes. Elle vivait mieux ses émotions et exprimait davantage ses sentiments. Elle bénéficiait déjà de réussites à l'école et en sport. Après trois ans, j'étais si heureuse de voir qu'elle était devenue confiante et indépendante. Après cinq ans, nous faisons encore le massage tous les jours, c'est notre moment de réconfort et de calme.

Le Qigong nous a sauvé la vie et a permis le soutien nécessaire à toutes les autres thérapies. Jilia a vaincu ses désarrois et même ses troubles de stress post-traumatique. Elle s'est appropriée des règles qui lui permettent de gérer le monde extérieur quand son énergie lui fait un peu défaut. Nous avons appris tant de choses ensemble, nous sommes tellement reconnaissantes d'avoir connu le massage Qigong, d'avoir eu le courage de commencer et de continuer. Nous espérons que d'autres parents trouveront ce même courage et que leur réussite leur donnera autant de satisfaction.

Votre amie,

Victoria, la maman de Jilia.

Journal Hebdomadaire - Semaine 32

❤ TOUJOURS Y METTRE DE L'AMOUR ❤

Cochez chaque jour de massage

Dim.   Lun.   Mar.   Mer.   Jeu.   Ven.   Sam.

Vos remarques :

Pendant le massage		**Pendant la semaine**
Mv 1	S'allonge/ne s'allonge pas ?	Sommeil :
Mv 2	Dos – fredonne ?	Intestins :
Mv 3-4	Oreilles – refuse ?	Crises :
Mv 5	Allez bras ! Remonte !	Affection :
	Contact visuel ?	
Mv 6	Doigts - lissage ou pression ?	
Mv 7	Poitrine – se frotte les yeux,	Contact visuel :
	baille, se relaxe ?	
Mv 8	Ventre - diarrhée/constipation ?	Ecoute :
Mv 9-10	Jambes – tapotement ou pression	Parle :
Mv 11	Doigts de pied – lissage,	
	pression, bicyclette ?	
Mv 12	Plantes de pieds – refuse ?	Autre :

Remarques positives d'autres personnes au sujet de votre enfant …

Vos pensées et vos impressions pendant le massage …

Vos questions au cours de la semaine …

Rappelez-vous ! Trouvez les réponses à vos questions dans l'Index.

Semaine 33
Le soutien d'une Instructrice QST

Chers parents,

Vous allez vous lancer dans la passionnante aventure de notre protocole QST. Vous avez été convaincu par un témoignage ou bien, vous sentez tout simplement au fond de vous l'envie de l'essayer. Votre enfant a besoin de toute l'aide possible et vous avez pris conscience que son futur dépend de vous. Toutes vos actions, décisions, aussi chaleureuses qu'elles puissent être, sont souvent suffisantes à vos yeux. Mais face à l'autisme, il va falloir être doté d'outils efficaces pour mener à bien votre combat et déboucher vers un avenir prometteur. Le QST vous permet d'avoir cet outil qui sera à la portée de vos mains - ces mains qui sont toujours avec vous et qui savent déjà comment contribuer au bien être de votre enfant.

Alors bienvenue ! Soyez rassurés ! Même si les premiers jours vont être difficiles et parfois décourageant, bientôt les changements vont commencer à apparaître. Vous allez très vite ressentir et constater les bénéfices de votre dévotion pour l'accompagnement de votre enfant avec le massage QST. Au début, ce ne sera peut-être qu'une meilleure nuit et moins d'irritation, ou peut être quelque chose de plus flagrant comme les premiers mots, un regard se fixant sur le vôtre… apparition d'un nouveau mode d'échange et de communication. Beaucoup de famille avant vous ont cheminé avec le massage QST et partagent volontiers leurs expériences.

En tant qu'instructrice QST, je suis là pour vous aider. Je suis instructrice, non pas parce que je suis plus capable mais parce que je suis ici pour tenir ma promesse d'engagement et de soutien lors de vos moments d'accablement et de perdre de motivation. Ce protocole va vous aider et aider vôtre enfant, faites-moi confiance. Vous avez beaucoup de talents, même si vous en doutez ; en dépit de vos soucis, de votre grande fatigue, vous avez malgré tout une force viscérale capable d'aider votre enfant. Votre détermination est le soutien que vous allez donner à votre enfant par l'intermédiaire de vos mains, vous allez redonner toute cette énergie qui avait disparu dans votre famille.

Nous avons la chance, grâce à notre apprentissage, de pouvoir être en contact avec des parents comme vous. J'espère que vous allez pouvoir ressentir cet optimisme délivré par d'autres parents et que l'espoir va envahir votre coeur et y rester- nous sommes tous plein d'espoir, notre recherche et nos résultats nous encouragent quotidiennement.

De tout coeur,
Une de vos Instructrices QST

Journal Hebdomadaire - Semaine 33

❤ TOUJOURS Y METTRE DE L'AMOUR ❤

Cochez chaque jour de massage

Dim.   Lun.   Mar.   Mer.   Jeu.   Ven.   Sam.

Vos remarques :

Pendant le massage   **Pendant la semaine**

Mv 1   S'allonge/ne s'allonge pas ?   Sommeil :
Mv 2   Dos – fredonne ?   Intestins :
Mv 3-4   Oreilles – refuse ?   Crises :
Mv 5   Allez bras ! Remonte !   Affection :
           Contact visuel ?
Mv 6   Doigts - lissage ou pression ?
Mv 7   Poitrine – se frotte les yeux,   Contact visuel :
           baille, se relaxe ?
Mv 8   Ventre - diarrhée/constipation ?   Ecoute :
Mv 9-10   Jambes – tapotement ou pression   Parle :
Mv 11   Doigts de pied – lissage,
           pression, bicyclette ?
Mv 12   Plantes de pieds – refuse ?   Autre :

Remarques positives d'autres personnes au sujet de votre enfant …

Vos pensées et vos impressions pendant le massage …

Vos questions au cours de la semaine …

Rappelez-vous ! Trouvez les réponses à vos questions dans l'Index.

Semaine 34
Lettre aux parents - Réflexions d'une grand-mère chinoise

Chers parents,

J'ai enseigné en Chine en tant que professeur de mathématiques. Lorsque j'ai pris ma retraite je suis venue vivre aux Etats Unis, à Salem en Oregon près de mon fils ainé. Mon fils travaillait déjà avec le Docteur Silva depuis des années quand je l'ai rejoint. Dès mon arrivée j'ai eu donc la chance de connaître le Dr Silva.

Dès notre rencontre, j'ai été fascinée par ses recherches et ses applications non-médicales pour l'autisme. Ses protocoles sont basés sur la théorie de la médecine chinoise et les parents les pratiquent quotidiennement. Ces traitements proposent et permettent un profond lien émotionnel et physique entre parents et enfant. Ceci est totalement révolutionnaire pour ces familles qui jusqu'à présent, étaient démunies et sans ressource pour soigner, soutenir et résoudre les difficultés auxquelles leur enfant atteint d'autisme devait faire face.

Le Dr. Silva a publié de nombreuses études, utilisant les standards de recherches scientifiques de la médecine occidentale. J'admire et respecte tout son travail, sa ligne de conduite, sa confiance, sa connaissance en profondeur de la médecine orientale alors que ses études et sa pratique d'origine étaient basées sur la médecine occidentale. Elle s'inspire des deux traditions. Elle se sert de sa connaissance en médecine chinoise pour créer et comprendre les théories de ses pratiques et se sert de la médecine occidentale pour faire ses recherches et ses tests afin de prouver et affiner son efficacité.

Le Dr. Silva a investi sa vie, son amour, son sens des responsabilités dans cette méthode de traitement. Elle a introduit la médecine chinoise dans les pays de l'ouest et utilise sa passion, sa force mentale et physique afin de promouvoir cette nouvelle pratique. Sa méthode QST pour l'autisme est maintenant mondialement connue et les familles qui en ont bénéficié la dispensent avec ferveur.

Je suis attristée par le fait qu'il n'y ait pas encore d'études faites en Chine pour dispenser le QST. La Chine a la plus grande population du monde et le taux de l'autisme est aussi élevé que dans les pays de l'ouest. Malgré tout, le livre et autres documents écrits par le Dr. Silva ont été traduits en chinois et l'apprentissage du QST est maintenant proposé aux thérapeutes et aux parents. Les familles chinoises d'enfants autistes ont besoin d'aide et je me réjouis de savoir qu'elle leur est maintenant accessible, qu'elles puissent avoir aussi le même espoir que les familles occidentales.

Une grand-mère chinoise

Journal Hebdomadaire - Semaine 34

❤ TOUJOURS Y METTRE DE L'AMOUR ❤

Cochez chaque jour de massage

Dim.   Lun.   Mar.   Mer.   Jeu.   Ven.   Sam.

Vos remarques :

Pendant le massage		**Pendant la semaine**
Mv 1	S'allonge/ne s'allonge pas ?	Sommeil :
Mv 2	Dos – fredonne ?	Intestins :
Mv 3-4	Oreilles – refuse ?	Crises :
Mv 5	Allez bras ! Remonte !	Affection :
	Contact visuel ?	
Mv 6	Doigts - lissage ou pression ?	
Mv 7	Poitrine – se frotte les yeux,	Contact visuel :
	baille, se relaxe ?	
Mv 8	Ventre - diarrhée/constipation ?	Ecoute :
Mv 9-10	Jambes – tapotement ou pression	Parle :
Mv 11	Doigts de pied – lissage,	
	pression, bicyclette ?	
Mv 12	Plantes de pieds – refuse ?	Autre :

Remarques positives d'autres personnes au sujet de votre enfant …

Vos pensées et vos impressions pendant le massage …

Vos questions au cours de la semaine …

Rappelez-vous ! Trouvez les réponses à vos questions dans l'Index.

Semaine 35
Lettre aux parents – Rétablissement de William: souvenirs de sa maman

Chers parents,

Mon fils William est venu au monde avec une extrême sensibilité dès sa naissance. La plupart des autres enfants sont submergés par l'autisme après avoir bénéficié d'une période de développement normal encourageante. William lui, a été assailli par l'autisme dès le début de sa vie. Nous pouvions ressentir qu'il nous aimait de tout son petit coeur mais il ne voulait pas qu'on le touche ou que nous le portions. Nous pouvions voir que ses sentiments, ses émotions étaient à fleur de peau, mais il ne communiquait pas. Il était là avec nous mais ne participait pas.

Quand William a atteint trois ans, il a essayé d'aller à l'école maternelle. Je m'étais dit que cela nous permettrait d'avoir une évaluation et un soutien continu. Malheureusement, l'anxiété de William a occulté son autisme (encore non diagnostiqué) et cet environnement scolaire n'a fait qu'accentuer ses craintes pour tout ce qui était nouveau et différent.

A l'âge de 8 ans, William vivait dans cette impasse sans vrai diagnostic, sans même recevoir le soutien dont il avait besoin et se sentait mal dans sa peau. Puis, on m'a parlé du QST ! Dès le premier massage, il a commencé à réagir d'une façon inattendue : il nous a parlé ! Puis, il s'est accoutumé à certaines consistances de nourriture, aux bruits et autres stimulants qui auparavant enclenchaient des crises nerveuses. Nous faisions de grands progrès et nous commencions à nous projeter pour son futur.

Après deux mois de massage, William a commencé à régresser. Une personne qu'il aimait beaucoup a déménagé et il avait un mal fou à accepter ce changement. William a été très déprimé mais nous étions convaincus que le massage l'aidait à ressentir sa douleur. Pendant un certain temps, il est resté effondré comme tout enfant qui éprouve de la douleur. Mais cette grande vague émotionelle qui le submergeait de chagrin avait d'anciennes et profondes racines.Tout à coup, je me suis sentie coupable de l'avoir reconnecté avec ses émotions encore à vif. Il nous a fallu beaucoup d'aide et de soutien de la part de notre praticienne QST pour pouvoir continuer avec la seule intervention qui l'avait aidé jusqu'à présent.

Petit à petit, William est sorti de son désespoir, est devenu un adolescent ressentant ses émotions et aimant être avec sa famille. Tous ceux qui ont connu William dans sa petite enfance ne le reconnaissent plus maintenant. On ne peut plus lui attribuer un diagnostic d'autisme. Il est très ouvert, a le sens de l'humour, sait faire le clown et est très intelligent.

Notre famille est très reconnaissante pour les extraordinaires transformations que le QST a permis, pour le bien de nous tous.

Virginia, la maman de William

Journal Hebdomadaire - Semaine 35

❤ TOUJOURS Y METTRE DE L'AMOUR ❤

Cochez chaque jour de massage

Dim.   Lun.   Mar.   Mer.   Jeu.   Ven.   Sam.

Vos remarques :

Pendant le massage		**Pendant la semaine**
Mv 1	S'allonge/ne s'allonge pas ?	Sommeil :
Mv 2	Dos – fredonne ?	Intestins :
Mv 3-4	Oreilles – refuse ?	Crises :
Mv 5	Allez bras ! Remonte ! Contact visuel ?	Affection :
Mv 6	Doigts - lissage ou pression ?	
Mv 7	Poitrine – se frotte les yeux, baille, se relaxe ?	Contact visuel :
Mv 8	Ventre - diarrhée/constipation ?	Ecoute :
Mv 9-10	Jambes – tapotement ou pression	Parle :
Mv 11	Doigts de pied – lissage, pression, bicyclette ?	
Mv 12	Plantes de pieds – refuse ?	Autre :

Remarques positives d'autres personnes au sujet de votre enfant …

Vos pensées et vos impressions pendant le massage …

Vos qcuestions au cours de la semaine …

Rappelez-vous ! Trouvez les réponses à vos questions dans l'Index.

Semaine 36
Lettre aux parents - Déficience cognitive - Cela ne peut changer

Chers parents,

La plupart des recherches concernant l'autisme se concentrent sur le cerveau, le tenant pour responsable des retards de développement. Nous pensons plutôt qu'ils sont causés par le fait que les sens communiquent des informations erronées ou incomplètes au cerveau. La plupart des enfants commencent à rattraper leur retard dès que les problèmes sensoriels ont été surmontés. Nous pensons aussi que pour une minorité d'enfants, ce qui a causé les problèmes sensoriels a également affecté le cerveau. L'une des questions que nos parents demandent souvent : "Mon enfant souffrira t-il de déficiences cognitives?"

Il n'est pas possible de prévoir si l'enfant sera affecté de déficiences cognitives. Même a trois ans et affligé d'autisme sévère, il peut évoluer vers un autisme moyen ou faible et peut-être surmonter tous ses symptômes. La sévérité de l'autisme dépend du niveau de symptômes et du retard de langage. Nous nous soucions peu des problèmes de comportement en tant que tels, nous avons observé que ces problèmes sont causés par les troubles sensoriels et qu'ils peuvent être facilement résolus par le massage. Le plus grand problème est celui des difficultés du language qui persistent après une ou deux années de massage chez certains enfants.

Nous avons soigné des enfants de 3-5 ans qui étaient non-verbaux avant de commencer le massage. Les tests nous montrent qu'ils n'avaient que 30% de compétence en langage par rapport à des enfants neurotypique de leur âge. La plupart de ces enfants augmenteront leur compétence à 50% à la fin de la première année de massage et à 65% à la fin de la deuxième année.

Certains enfants malheureusement ne feront jamais de progrès, même avec nos massages. Ils sont la pluspart du temps affligés de déficiences cognitives et nous ne pouvons pas prévoir leur potentiel d'évolution. Ceci dit, malgré le manque de progrès en langage, les enfants ont quand même évolué positivement concernant leur comportement et au niveau de leurs déficiences sensorielles. Le lien enfant/parent facilitait le parentage.

"Notre fils ne parle pas encore, mais nous le comprenons mieux malgré tout, les massages nous ont rapproché et nous sommes tous beaucoup moins stressés". -
Un papa

Nous ne savons pas toujours comment les choses vont évoluer. Mais nous devons faire de notre mieux avec nos nouvelles connaissances. Vous êtes tous formidables et nous vous félicitons de tout coeur.

Bien à vous,

Louisa et Pam

Journal Hebdomadaire - Semaine 36

❤ TOUJOURS Y METTRE DE L'AMOUR ❤

Cochez chaque jour de massage

Dim.   Lun.   Mar.   Mer.   Jeu.   Ven.   Sam.

Vos remarques :

Pendant le massage		**Pendant la semaine**
Mv 1	S'allonge/ne s'allonge pas ?	Sommeil :
Mv 2	Dos – fredonne ?	Intestins :
Mv 3-4	Oreilles – refuse ?	Crises :
Mv 5	Allez bras ! Remonte !	Affection :
	Contact visuel ?	
Mv 6	Doigts - lissage ou pression ?	
Mv 7	Poitrine – se frotte les yeux,	Contact visuel :
	baille, se relaxe ?	
Mv 8	Ventre - diarrhée/constipation ?	Ecoute :
Mv 9-10	Jambes – tapotement ou pression	Parle :
Mv 11	Doigts de pied – lissage,	
	pression, bicyclette ?	
Mv 12	Plantes de pieds – refuse ?	Autre :

Remarques positives d'autres personnes au sujet de votre enfant …

Vos pensées et vos impressions pendant le massage …

Vos questions au cours de la semaine …

Rappelez-vous ! Trouvez les réponses à vos questions dans l'Index.

Semaine 37
Lettre aux parents – Le parcours de Tom, autiste de sévère

Chers parents,

Notre enfant était vraiment malade quand nous avons commencé le massage à ses 4 ans. C'était un « enfant sauvage » qui ne parlait pas et ne nous écoutait pas du tout. Dès qu'il entrait dans une pièce, il la retournait immédiatement sans dessus-dessous. Il tournait en rond à toute allure en regardant le plafond sans regarder où il se dirigeait. Nous ne pouvions nous permettre de sortir en société avec lui. Une surveillance de chaque instant était obligatoire pour sa sécurité.

Après la première année de massage, les énormes progrès de Tom ont rendu l'ambiance familiale plus acceptable. Ainsi, au cours de cette première année, il a commencé à nous regarder dans les yeux, à faire attention à nous et à se calmer. Il arrivait à mettre ses chaussures quand on le lui demandait. Le matin, il venait à la porte de notre chambre et attendait qu'on le remarque pour venir se mettre entre nous deux. Il est devenu capable de nous montrer son affection. Nous n'avons pas eu d'aussi grands changements pendant la deuxième année et c'était vraiment difficile pour moi d'accepter que les progrès soient si lents. Je désirais tellement qu'il commence à parler…Puis j'ai lâché prise. J'ai été patient dans l'observation de chaque petit changement. Actuellement, il va beaucoup mieux, et n'a plus de crises. Nous pouvons même l'emmener au restaurant et partir en vacances car son comportement est tout à fait acceptable du fait qu'il nous écoute et nous obéit.

Je recommande ce programme à tous parents d'enfant autiste. Notre vie de famille est tellement plus harmonieuse maintenant !

Bien à vous,
Le papa de Tom

Journal Hebdomadaire - Semaine 37

❤ TOUJOURS Y METTRE DE L'AMOUR ❤

Cochez chaque jour de massage

Dim.   Lun.   Mar.   Mer.   Jeu.   Ven.   Sam.

Vos remarques :

Pendant le massage		**Pendant la semaine**
Mv 1	S'allonge/ne s'allonge pas ?	Sommeil :
Mv 2	Dos – fredonne ?	Intestins :
Mv 3-4	Oreilles – refuse ?	Crises :
Mv 5	Allez bras ! Remonte ! contact visuel ?	Affection :
Mv 6	Doigts - lissage ou pression ?	
Mv 7	Poitrine – se frotte les yeux, baille, se relaxe ?	Contact visuel :
Mv 8	Ventre - diarrhée/constipation ?	Ecoute :
Mv 9-10	Jambes – tapotement ou pression	Parle :
Mv 11	Doigts de pied – lissage, pression, bicyclette ?	
Mv 12	Plantes de pieds – refuse ?	Autre :

Remarques positives d'autres personnes au sujet de votre enfant …

Vos pensées et vos impressions pendant le massage …

Vos qcuestions au cours de la semaine …

Rappelez-vous ! Trouvez les réponses à vos questions dans l'Index.

Semaine 38
Lettre aux parents - Partage
d'une Instructrice : Le QST aide à équilibrer les
neurotransmetteurs

Chers parents,

J'exerce ma profession d'ergothérapeute depuis 45 ans. Il y a 10 ans, je me suis formée au massage QST donné par le Dr. Silva. Depuis, j'ai été témoin de nombreux changements extraordinaires et surprenants parmi les enfants que nous avons accompagnés.

Je dois partager ce que dit le Dr. Silva avec vous : "Le massage doit être donné tous les jours comme un médicament". Et je veux expliquer "pourquoi".

Le cerveau des enfants peut apprendre quand il est « détendu et ouvert ». C'est la raison pour laquelle nous devons nous focaliser en priorité sur la relaxation de l'enfant pendant le massage. En effet, le stress ferme l'esprit et l'apprentissage n'est pas possible.

Pendant le sommeil, l'esprit se détend, il interprète et intègre les nouvelles expériences de la journée. Puis il fait une synthèse en associant ces nouvelles expériences à celles déjà connues et trouve son équilibre d'apprentissage et d'application. C'est ainsi que parfois nous nous réveillons avec les solutions de nos problèmes.

Les enfants affligés d'autisme sont facilement irrités, leur système nerveux est en stress. Ils se comportent donc selon trois grands axes de fonctionnement en mode de survie :

- Le gel : l'enfant se replie sur lui-même et ne communique pas avec le monde extérieur
- La lutte : l'enfant crie et réagit physiquement à toute nouvellesituation
- La fuite : l'enfant veut s'enfuir et éviter la situation qui le menace

Le mécanisme d'action du système nerveux est bien présent parmi les enfants autistes mais les neurotransmetteurs ne font pas correctement leur travail. Ils devraient transmettre les signaux entre les cellules : un message (visuel, auditif, tactile, …) arrive de la périphérie ou de l'extérieur du corps et se dirige vers le cerveau, ce message doit passer d'un nerf à l'autre par les neurotransmetteurs, comme un ballon peut être dirigé d'un enfant à l'autre par le vent. Quand les neurotransmetteurs ne fonctionnent pas correctement, le cerveau reçoit un message erroné.

Certains neurotransmetteurs participent à la régulation du comportement :

- La Sérotonine : est comme le chef d'orchestre, elle harmonise les autres neurotransmetteurs
- La Norépinéphrine : provoque un flux d'énergie en réponse au stress. Elle peut aussi déséquilibrer les autres neurotransmetteurs.
- Le Cortisol : est secrété par les effets de stress et empêche les messages d'atteindre le cerveau.
- La Dopamine : est importante pour la motricité, la joie, la motivation et la mémoire.
- Les Gaba : équilibrent l'excitation et rétablissent le calme dans le cerveau.

Pour que votre enfant ait un fonctionnement optimal de son cerveau, il faut que ses neurotransmetteurs soient correctement équilibrés et orchestrés. Un enfant autiste a du mal à harmoniser ses neurotransmetteurs. Ils sont déséquilibrés et les informations sont désorganisées. C'est ainsi que l'apprentissage prend du retard.

Le massage QST utilise d'anciennes méthodes de massage chinoises pour transmettre les messages captés par la peau de manière claire. Ceci facilite l'équilibre des neurotransmetteurs dans le corps et le cerveau fonctionne mieux. C'est "pourquoi" le massage doit être pratiqué tous les jours. Quand votre enfant reçoit le massage, il peut interpréter pendant son sommeil les nouvelles informations de la journée écoulée et se réveiller prêt à recevoir celles de la journée qui commence.

Votre enfant est non seulement occupé à équilibrer ses neurotransmetteurs mais aussi à progresser dans son développement. Il rassemble les données que son corps perçoit et qui n'avaient pas pu l'être à cause du retard de développement – voici beaucoup d'apprentissage pour votre enfant ! Après un certain temps, le corps de votre enfant pourra ajuster ses neurotransmetteurs par lui-même et vous pourrez diminuer la fréquence des massages. Ce processus peut prendre 2 ou 3 ans ou juste 6 mois. Ceci va dépendre uniquement des besoins de votre enfant.

Mais jusqu'à ce que votre enfant puisse se régulariser par lui-même, vous devez lui donner le massage tous les jours. Gardez courage, nous vous applaudissons pour vos efforts et n'oubliez pas de constamment vous féliciter.

Linda

Journal Hebdomadaire - Semaine 38

❤ TOUJOURS Y METTRE DE L'AMOUR ❤

Cochez chaque jour de massage

Dim.   Lun.   Mar.   Mer.   Jeu.   Ven.   Sam

Vos remarques :

Pendant le massage   **Pendant la semaine**

Mv 1   S'allonge/ne s'allonge pas ?   Sommeil :
Mv 2   Dos – fredonne ?   Intestins :
Mv 3-4   Oreilles – refuse ?   Crises :
Mv 5   Allez bras ! Remonte !   Affection :
            Contact visuel ?
Mv 6   Doigts - lissage ou pression ?
Mv 7   Poitrine – se frotte les yeux,   Contact visuel :
            baille, se relaxe ?
Mv 8   Ventre - diarrhée/constipation ?   Ecoute :
Mv 9-10   Jambes – tapotement ou pression   Parle :
Mv 11   Doigts de pied – lissage,
            pression, bicyclette ?
Mv 12   Plantes de pieds – refuse ?   Autre :

Remarques positives d'autres personnes au sujet de votre enfant …

Vos pensées et vos impressions pendant le massage …

Vos questions au cours de la semaine …

Rappelez-vous ! Trouvez les réponses à vos questions dans l'Index.

Semaine 39
Lettre aux parents - Des résultats positifs pour mon fils et notre famille

Chers parents,

Mon fils Josh obtient maintenant de bons résultats en classe. Nous avons commencé le Qigong lorsque Josh était en CP. Il refusait de lire. Nous savions qu'il avait du vocabulaire car il comprenait les mots mais il ne pouvait pas assimiler le contenu d'un livre. Après une année de massage, il a commencé à prendre et regarder des livres. Il a actuellement deux ans d'avance en mathématiques et en lecture !

Il voudrait avoir sa propre chaîne YouTube et nous l'encourageons dans son projet ! Nous pouvons enfin avoir de l'espoir pour son avenir car il y pense et exprime ses rêves, ses projets. Alors que nous pensions qu'il allait vivre et dépendre de nous toute sa vie, le voilà maintenant réfléchissant à son futur métier lorsqu'il sera marié...et il n'a que huit ans !

Il a grandi d'un seul coup, parle avec tout le monde, regarde dans les yeux en conversant et laisse même certaines personnes le toucher amicalement. Quel bonheur de le voir communiquer au lieu de se cacher dans un coin. Ses enseignants s'en réjouissent également.

Il préfère être avec des adultes, car il se considère comme un "petit adulte"... il préférerait qu'il n'y ait pas d'enfant à l'école mais il fait un effort et joue avec eux maintenant. Que de progrès ! Mais malgré tout il a encore des difficultés de comportement lorsque ses conditions environnementales ne sont pas remplies : les enfants qui le bousculent, l'ennuient ou font trop de bruit.

L'année de notre divorce a été bien difficile pour lui. Mais il a su se contrôler, il comprenait ce qui se passait et essayait de gérer ses émotions. Il sentait quand j'étais en difficulté et se mettait contre moi pour me consoler. Il faisait la même chose avec sa petite soeur et son frère. Il est devenu très câlin avec nous. Il aime beaucoup son grand-père. Il ne veut pas qu'il le touche mais ils passent des heures à jouer et à se raconter des histoires.

Mes trois enfants souffrent tous, plus ou moins, de difficultés physiques ou sensorielles, autisme et trauma au cerveau. Je ne voudrais pas changer ma vie pour autant. Le massage QST m'a permis de les comprendre avec leurs caratéristiques, je suis tellement plus   apte à leur donner de l'aide, à accepter et surmonter leurs problèmes.

Le programme Qigong m'a appris à reconnaître leurs besoins. Je peux maintenant interpréter leur langage corporel et ajuster mes réponses. Si Josh apparaît nerveux avant de partir à l'école, je lui donne un "mini" massage. Je tapote sa fontanelle, je descends le long de son dos et fait des pressions le long de ses bras pour le relaxer avant les cours. La tension disparait et il s'en va tout heureux.

Le massage a fait des merveilles pour notre famille. J'en parle à qui veut bien m'écouter ! Je suis si heureuse d'avoir appris ce programme !

Mes enfants sont prioritaires dans ma vie. Je suis en lien avec eux. Je déploie mon énergie pour tous nous garder en meilleure santé possible : physique et mentale. Nous avons eu des moments très difficiles mais le Qigong m'a tenu la main tout au long de mon chemin. Il nous a unis.

Bon courage et bonne chance à vous tous !

La maman de Josh

Journal Hebdomadaire - Semaine 39

❤ TOUJOURS Y METTRE DE L'AMOUR ❤

Cochez chaque jour de massage

Dim.   Lun.   Mar.   Mer.   Jeu.   Ven.   Sam.

Vos remarques :

Pendant le massage		**Pendant la semaine**
Mv 1	S'allonge/ne s'allonge pas ?	Sommeil :
Mv 2	Dos – fredonne ?	Intestins :
Mv 3-4	Oreilles – refuse ?	Crises :
Mv 5	Allez bras ! Remonte !	Affection :
	Contact visuel ?	
Mv 6	Doigts - caresse ou pression ?	
Mv 7	Poitrine – se frotte les yeux,	Contact visuel :
	baille, se relaxe ?	
Mv 8	Ventre - diarrhée/constipation ?	Ecoute :
Mv 9-10	Jambes – tapotement ou pression	Parle :
Mv 11	Doigts de pied – caresse,	
	pression, bicyclette ?	
Mv 12	Plantes de pieds – refuse ?	Autre :

Les commentaires positifs d'autres personnes au sujet de votre enfant …

Vos pensées et vos impressions pendant le massage …

Vos questions au cours de la semaine …

Rappelez-vous ! Trouvez les réponses à vos questions dans l'Index.

Semaine 40
Lettre aux parents - QST et troubles sensoriels

Chers parents,

Pendant des années, nous avons eu beaucoup de questions concernant les difficultés sensorielles d'enfants non autistes. Ces enfants souffrent de troubles sensoriels qui changent leur comportement et leur développement. Nous sommes sûres que vous connaissez quelques familles concernées dans votre entourage, elles cherchent peut-être des solutions.

Les statistiques de nos jours prouvent qu'un enfant sur cinq aux Etats Unis manifeste des difficultés sensorielles (nervosité, anxiété, agressivité) contre un quart en France. La différence vient du fait que les mères françaises ont la possibilité de rester plus longtemps à la maison après la naissance de leur enfant pour s'en occuper, généralement 1 an.

Un toucher attentionné, une caresse encourageante est un doux réconfort pour l'enfant. Le système nerveux est relaxé et le processus de traitement de données sensorielles est facilité. Une sensibilité inhabituelle, accrue ou altérée est un signe indiquant que l'enfant ne reçoit pas ce doux réconfort lorsqu'il en a besoin.

Beaucoup d'enfants américains passent 40 heures par semaine dans une garderie. Dans ces lieux, le règlement intérieur empêche les employés de toucher les enfants d'une manière réconfortante. Ces règles sont établies pour minimiser les risques d'abus sexuel. Malheureusement, ces règles sont excessives et les employés sont mal à l'aise pour exercer leur métier. Si l'enfant tombe et se fait mal, le personnel va hésiter à consoler cet enfant en le prenant sur ces genoux ou dans ses bras jusqu'à ce qu'il se calme. L'employé essaie de calmer l'enfant avec ses paroles. Cette solution n'est pas adaptée pour un enfant qui a besoin d'être touché afin de développer la capacité d'auto-régulation de son système nerveux. Sans ce toucher bienveillant, l'enfant n'aura peut-être pas l'opportunité d'apprendre à se calmer et sera sans doute beaucoup plus méfiant et apeuré dans la cour de l'école.

Pourquoi toutes ces règles, ces abus, ces manques ??? Bien sûr, nous devons protéger nos enfants mais nous devons aussi les rassurer quand ils en ont besoin. Ce ne doit pas être l'un ou l'autre, nous devons trouver l'équilibre. Un toucher bienveillant et rassurant de la part du parent, du personnel soignant/enseignant, d'une aide familiale est tout autant nécessaire pour le développement de l'enfant que de l'eau et de la nourriture.

Alors, si vous connaissez des familles qui ont des enfants en difficultés sensorielles, vous pouvez leur parler du Massage QST. Lorsqu'ils rentrent tard du travail le soir, ils peuvent donner le "Massage pour Enfants affligés de Déficiences Sensorielles" à leur enfant. Il est un peu différent de celui que vous donnez à votre enfant, mais il pourra également permettre un équilibre au système nerveux avant l'endormissement, apaiser les problèmes sensoriels et renforcer le lien parent-enfant. Vous pouvez leur conseiller de prendre contact avec un praticien QST.

Ils ont tout à gagner !

Meilleurs souhaits,
Louisa et Pam

Journal Hebdomadaire - Semaine 40

❤ TOUJOURS Y METTRE DE L'AMOUR ❤

Cochez chaque jour de massage

Dim.   Lun.   Mar.   Mer.   Jeu.   Ven.   Sam.

Vos remarques :

Pendant le massage	**Pendant la semaine**

Mv 1 — S'allonge/ne s'allonge pas ? Sommeil :
Mv 2 — Dos – fredonne ? Intestins :
Mv 3-4 — Oreilles – refuse ? Crises :
Mv 5 — Allez bras ! Remonte ! Affection :
Contact visuel ?
Mv 6 — Doigts - lissage ou pression ?
Mv 7 — Poitrine – se frotte les yeux, Contact visuel :
baille, se relaxe ?
Mv 8 — Ventre - diarrhée/constipation ? Ecoute :
Mv 9-10 — Jambes – tapotement ou pression Parle :
Mv 11 — Doigts de pied – lissage,
pression, bicyclette ?
Mv 12 — Plantes de pieds – refuse ? Autre :

Remarques positives d'autres personnes au sujet de votre enfant …

Vos pensées et vos impressions pendant le massage …

Vos questions au cours de la semaine …

Rappelez-vous ! Trouvez les réponses à vos questions dans l'Index.

Semaine 41
Lettre aux parents – l'Autisme et la maladie de Crohn: l'histoire d'Andrew

Chers parents,

Mon souhait le plus cher pour mon fils est qu'il soit en bonne santé et qu'il réalise ses rêves. Du fait de l'autisme, ces possibilités sont bien réduites. Quelles sont vos aspirations pour l'avenir de vos enfants ? Tout ce que vous imaginiez est vite effacé par les préocupations quotidiennes, votre seul but est de l'amener vers le plus d'autonomie possible.

J'ai passé des heures à ruminer comment je pourrais changer les choses et comment je pourrais aider à faire émerger le potentiel de mon enfant...Le Qigong a réalisé mes souhaits, lui a permis de prendre conscience de son cerveau, de se mettre en contact avec lui-même et son entourage. Ceci va au delà d'un engagement à vie de présence parentale auprès de l'enfant, c'est un outil qui transforme tout. J'en suis tellement reconnaissante !

Andrew était normal à sa naissance. Mais à six mois, il a commencé à se réveiller en hurlant pendant la nuit et il était impossible à consoler. Notre pédiatre nous a dit que c'était des terreurs nocturnes et que la plupart des enfants les surmontaient.

Il y avait d'autres problèmes : nous pensions à de l'intolérance au lactose et nous avons arrêté tous les produits laitiers. Mais malgré cela il se mettait toujours dans des états de panique dès que je m'éloignais et faisait de terribles crises qui duraient des heures ! A trois ans, il ne pouvait dire que "Mama" et les terreurs nocturnes ne se calmaient pas. Lorsqu'il a finalement commencé à communiquer, il se plaignait d'un mal de tête et il criait jusqu'à se faire vomir ou avoir une syncope. Il avait des tas d'allergies, de la diarrhée sanguignolente. Notre docteur naturopathe, à son tour, l'a de nouveau mis au régime sans produit laitier, sans gluten. Ceci l'a un peu aidé.

Quand il a commencé l'école et consommé les mêmes aliments que ses camarades, ses problèmes digestifs se sont aggravés. Notre médecin de famille a posé le diagnostic de la maladie de Crohn. Son côlon et ses intestins étaient dans un état lamentable et le médecin ne pouvait pas comprendre que malgré tout, il était en assez bonne forme physique. Il en a déduit que c'était grâce à la cuisine familiale que je lui proposais, car en effet, je cuisinais tout ses repas.

J'étais dans un profond désarroi de savoir que la maladie de Crohn était incurable et qu'elle ne pouvait être « que contrôlée » ; la plupart du temps avec beaucoup de médicaments et quelquefois avec intervention chirurgicale si les médicaments ne pouvaient pas la maitriser. J'ai retiré tous les irritants de son régime et les ai remplacés par des aliments légers mais nourrissants. Avec mes efforts et les médicaments, nous arrivions à contrôler la situation mais elle avait tendance à empirer malgré tout.

Un beau jour, un client de mon mari nous a suggéré de prendre contact avec un groupe de soutien pour familles d'enfants affligés d'autisme ou de troubles sensoriels. Sur le site de ce groupe, une maman y avait relaté les bienfaits du massage Qigong et parlait des recherches du Dr. Silva. Cela paraissait intéressant. Nous étions presque sûrs que cela allait nous aider !

Après quelques sessions de massage, Andrew a commencé à vomir beaucoup de mucus. Je me suis affolée : « il y a quelque chose qui ne va pas... » mais le Dr. Silva m'a rassuré tout de suite : « au début ça s'élimine par le haut ou par le bas ! » Après cela, son petit ventre s'est dégonflé. Il s'est dégagé ainsi pendant un peu plus de trois mois de massage. Puis il a commencé à régresser. Mais on y avait été préparé : Andrew a traversé la phase d'opposition des deux ans....c'était bien difficile d'avoir un enfant de sept ans qui se conduisait comme un enfant de deux ans, sans compter la gestion de nos trois autres enfants dont un nouveau né ! Cela n'a heureusement duré qu'une semaine et ce fut un soulagement quand nous nous en sommes sortis !

Ensuite, Andrew à manifesté des signes de guérison. Son teint s'est coloré, il a pris du poids et a fait sa première poussée de croissance. Il s'est mis à apprendre de nouvelles choses et a commencé à se mettre de lui-même en relation avec d'autres personnes et à leur parler. Il a découvert les rimes et a même composé une petite chanson. Je n'en croyais ni mes yeux, ni mes oreilles ! Il semblait soudain savoir qui il était et où il se situait dans ce vaste monde. Récemment, ses analyses de laboratoire se sont montrées encourageantes. Elles ne sont pas parfaites mais assez bonnes pour une stabilité et ses médecins sont surpris du fait que sa maladie ne s'aggrave pas.

Andrew avait toujours eu du mal à mettre le drap housse de son lit alors que je le lui avais montré plusieurs fois. Cela faisait quatre mois que nous avions commencé le massage et un soir, je dû le laisser seul dans sa chambre le temps que je couche les autres enfants. Auparavant, cela se serait terminé en crise de nerfs mais il est resté calme et m'a dit : "Tu ne m'aimes pas, tu ne veux pas m'aider !". Je fus tellement touchée... il n'avait jamais pu s'exprimer ainsi. J'ai dû retenir mes larmes et je laissai les autres enfants pour lui venir en aide. Quand il eut fini, il était tellement content... qu'il m'a pris dans ses bras et m'a serré si fort que je n'arrivais plus à respirer ! J'étais fière de lui et il le savait.

Sa maladie de Crohn se stabilise convenablement. Il suit un régime adapté et se porte bien. Il pousse comme un champignon !

La maman d'Andrew

L'un dans l'autre, ce n'est plus le même enfant qu'au début du traitement. Je suis sûre que si je continue le massage, il va développer de nouveaux talents et surmonter les obstacles. Ceci est beaucoup plus qu'un engagement de 15 à 30 minutes, c'est une opportunité de donner un nouveau souffle à mon enfant, quelque chose de rare et précieux. J'espère de tout mon coeur que vous aussi vous pourrez libérer votre enfant de l'emprisonnement de la maladie.

Une maman anonyme.

Journal Hebdomadaire - Semaine 41

❤ **TOUJOURS Y METTRE DE L'AMOUR** ❤

Cochez chaque jour de massage

Dim.   Lun.   Mar.   Mer.   Jeu.   Ven.   Sam.

Vos remarques :

Pendant le massage		**Pendant la semaine**
Mv 1	S'allonge/ne s'allonge pas ?	Sommeil :
Mv 2	Dos – fredonne ?	Intestins :
Mv 3-4	Oreilles – refuse ?	Crises :
Mv 5	Allez bras ! Remonte !	Affection :
	Contact visuel ?	
Mv 6	Doigts - lissage ou pression ?	
Mv 7	Poitrine – se frotte les yeux,	Contact visuel :
	baille, se relaxe ?	
Mv 8	Ventre - diarrhée/constipation ?	Ecoute :
Mv 9-10	Jambes – tapotement ou pression	Parle :
Mv 11	Doigts de pied – lissage,	
	pression, bicyclette ?	
Mv 12	Plantes de pieds – refuse ?	Autre :

Remarques positives d'autres personnes au sujet de votre enfant …

Vos pensées et vos impressions pendant le massage …

Vos questions au cours de la semaine …

Rappelez-vous ! Trouvez les réponses à vos questions dans l'Index.

Semaine 42
Lettre aux parents - Une technique qui incite l'intéraction

Chers Parents,

Certains de nos enfants parlent facilement mais restent souvent sur le même sujet, comme un personnage de dessin animé, sans même écouter ou se rendre compte qu'il n'y a pas de dialogue. Si vous essayez de converser, ils ne savent pas s'adapter. Voici une histoire fort intéressante : une formatrice QST et une maman étaient occupées à soigner un petit garçon de ce genre. Il était allongé sur son dos, tenait une figurine articulée et lui parlait. La maman faisait le massage sur son ventre et ses jambes et la thérapeute se tenait à sa tête. L'enfant parlait, parlait et ne faisait pas attention à son massage.

La formatrice voulait l'inciter à y prêter attention, mais elle sentait qu'elle ne pouvait pas utiliser la parole. Elle voulait utiliser son toucher, son contact physique pour stimuler la partie de son cerveau qui le ferait écouter et communiquer. Elle connaissait bien la connexion mains-cerveau, activée pendant le mouvement 6 lors du massage des doigts jusqu'à ce que les lèvres commencent à bouger. Et elle eu l'idée de créer une forte communication entre la partie gauche et droite du cerveau en stimulant les deux mains, simultanément et de manière franche. Elle commença alors à faire de fortes pressions-relâchements à partir des coudes jusqu'aux mains, environ 60 pulsations par minute. Elle a continué par plusieurs passages de haut en bas. L'enfant se relaxait. Après deux minutes, elle lui a posé une question, il n'a pas répondu. Mais après cinq minutes de massage, il a eu une petite réaction comme s'il sortait de sa tête et passait dans son corps : il a pris conscience du massage, de la formatrice, de sa maman et de son entourage. Puis il a commencé à parler de ses mains et du massage.

Pour les enfants qui commencent à peine à parler, nous vous recommandons d'insister sur le mouvement 6 du massage des doigts, faites des passages supplémentaires. Ce petit garçon nous a appris qu'il est bénéfique de faire ce massage supplémentaire sur les deux bras et mains en simultané. Lorsque vous êtes bien détendu(e) et disponible faites ce massage supplémentaire pendant au moins cinq minutes. Il est bon de le faire lorsque vous avez le temps de vous assoir avec votre enfant, cela facilitera le dialogue.

Bonne chance à vous tous, Louisa et Pam

Journal Hebdomadaire - Semaine 42

❤ TOUJOURS Y METTRE DE L'AMOUR ❤

Cochez chaque jour de massage

Dim.   Lun.   Mar.   Mer.   Jeu.   Ven.   Sam.

Vos remarques :

Pendant le massage		**Pendant la semaine**
Mv 1	S'allonge/ne s'allonge pas ?	Sommeil :
Mv 2	Dos – fredonne ?	Intestins :
Mv 3-4	Oreilles – refuse ?	Crises :
Mv 5	Allez bras ! Remonte ! Contact visuel ?	Affection :
Mv 6	Doigts - lissage ou pression ?	
Mv 7	Poitrine – se frotte les yeux, baille, se relaxe ?	Contact visuel :
Mv 8	Ventre - diarrhée/constipation ?	Ecoute :
Mv 9-10	Jambes – tapotement ou pression	Parle :
Mv 11	Doigts de pied – lissage, pression, bicyclette ?	
Mv 12	Plantes de pieds – refuse ?	Autre :

Remarques positives d'autres personnes au sujet de votre enfant …

Vos pensées et vos impressions pendant le massage …

Vos questions au cours de la semaine …

Rappelez-vous ! Trouvez les réponses à vos questions dans l'Index.

Semaine 43
Lettre aux parents - Le massage Qigong pour tous!

Chers parents,

Bien qu'aucun de mes deux fils ne soient affligés par l'autisme, je trouve que le massage qigong est d'une valeur inestimable !

Lorsque mon dernier né avait deux mois, je me suis servie d'une version allégée du massage car il avait des difficultés à prendre le sein lors de la têtée, ce qui m'était très douloureux et lui était très frustrant. Je fus surprise de réaliser que quelques petits massages pouvaient donner de tels résultats !

A l'âge de trois ans, il a commencé à faire de longues et terribles crises, nous en souffrions tous ! Je me formais au massage Qigong pour l'exercer professionnellement, j'ai alors décidé de faire mes "devoirs" sur mon fils. Après quelques semaines, il s'est assagi et les crises se sont rapidement arrêtées. Lorsque j'espaçais les massages, les crises recommençaient petit à petit à réapparaître. Massages de nouveau : plus de crise ! Nous l'avons expérimenté plus d'une fois. Je suis maintenant tout à fait convaincue que le massage nous a tous "sauvé la vie"... toute la famille en est reconnaissante !

Profitant de ces bons résultats, j'ai donné le massage à mes deux fils pendant des années avant l'heure du coucher. Pour mon fils ainé, le massage le calmait de toutes ses activités pour l'endormissement. Son corps et son cerveau fonctionnent à toute allure et sans son massage, il avait bien peine à s'endormir.

Ils sont tous les deux grands maintenant, et réclament encore leur massage après les devoirs du soir. La totalité de leur corps le demande.

Le massage qigong a vraiment aidé nos deux enfants neurotypiques (de développement normal). Qu'elle chance et coïncidence !
- La maman de deux fils, 9 ans et 12 ans

Journal Hebdomadaire - Semaine 43

❤ TOUJOURS Y METTRE DE L'AMOUR ❤

Cochez chaque jour de massage

Dim.   Lun.   Mar.   Mer.   Jeu.   Ven.   Sam.

Vos remarques :

Pendant le massage		**Pendant la semaine**
Mv 1	S'allonge/ne s'allonge pas ?	Sommeil :
Mv 2	Dos – fredonne ?	Intestins :
Mv 3-4	Oreilles – refuse ?	Crises :
Mv 5	Allez bras ! Remonte ! Contact visuel ?	Affection :
Mv 6	Doigts - caresse ou pression ?	
Mv 7	Poitrine – se frotte les yeux, baille, se relaxe ?	Contact visuel :
Mv 8	Ventre - diarrhée/constipation ?	Ecoute :
Mv 9-10	Jambes – tapotement ou pression	Parle :
Mv 11	Doigts de pied – caresse, pression, bicyclette ?	
Mv 12	Plantes de pieds – refuse ?	Autre :

Les commentaires positifs d'autres personnes au sujet de votre enfant …

Vos pensées et vos impressions pendant le massage …

Vos questions au cours de la semaine …

Rappelez-vous ! Trouvez les réponses à vos questions dans l'Index.

Semaine 44
Quatre situations critiques pour le massage

Chers parents,

Nous voulons vraiment que ces massages soient une réussite pour vous tous. Nous souhaitons que vos enfants bénéficient au maximum de tous vos efforts et de votre courage. Notre expérience nous a permis de déceler quatre situations critiques qui font « faiblir » les parents, les amenant parfois à arrêter le massage.
-   Trois de ces situations sont dues à des changements d'attitude, de comportement de l'enfant. Pour y remédier, le parent doit modifier/adapter le massage.
-   La quatrième situation se présente quand l'enfant s'arrête de faire des progrès étonnants.

Nous nous devons de vous avertir à l'avance, voici les quatre raisons :

Au tout début, si l'enfant résiste au massage, les parents pensent trop rapidement que l'enfant n'aime pas ces massages ou que le massage ne va pas marcher pour eux.

Ce sont là deux mauvaises interprétations. Si l'enfant se débat au début, c'est parce que le parent n'a pas encore trouvé la bonne technique, la bonne vitesse, la bonne pression de ses mains pour que l'enfant accepte.

Que faut-il faire ?

Prenez la ferme décision de modifier votre technique de massage.
Référez-vous au livre et à la vidéo du DVD pour y trouver les solutions adaptées aux comportements de votre enfant, essayez de distraire l'enfant, laissez-le regardez un film pendant le massage. Relisez la Semaine 2 de ce livre.

Après quelques mois :
Quand le système nerveux de l'enfant passe du stade de manque de sensibilité au stage d'hypersensibilité, il commence à tout "ressentir", son comportement peut devenir défiant et difficile. Les parents peuvent penser que le massage ne marche plus pour eux et que leur enfant régresse et va de mal en pis!

À nouveau, deux mauvaises interprétations! Quand les enfants passent du manque de sensibilité à l'hypersensibilité, il faut interpréter ce passage comme un énorme progrès. Vous êtes finalement arrivé à votre période de transition et c'est une très belle récompense ! La période suivante sera celle de la sensibilité normale dès que le corps et le cerveau vont trouver leur nouvel équilibre : votre objectif !!! La période d'hypersensibilité va durer quelques semaines et si vous adaptez votre technique de massage le plus tôt possible, vous allez aider votre enfant à faire la transition plus facilement et plus rapidement. Un rappel de témoin de transition : votre enfant pleure maintenant quand il se fait mal ! Relisez les semaines 3 et 21.

Puis encore après quelques mois :
Quand l'enfant soudainement se trouve dans la phase d'opposition des deux ans, dit "non" continuellement, les parents peuvent penser que le massage ne marche plus parce que son comportement est de nouveau difficile.

Ce n'est pas vrai ! En vérité, le massage a, avec succès, ranimé le système nerveux de l'enfant à un point où il trouve maintenant son indépendance et veut s'affirmer. Sa peau, son sens du toucher communiquent des informations correctes à son cerveau, il se ressent lui-même et ressent son corps. Il trouve aussi sa volonté et pour la faire grandir il veut l'expérimenter et la confronter à la vôtre... ceci est un développement tout à fait normal et vous devez vous féliciter, c'est la récompense de votre ténacité. Vous allez simplement changer votre mode de parentage et lui faire comprendre qu'il a plusieurs choix mais qu'il ne va pas contrôler le monde ! Référez-vous aux semaines 18 et 19.

Pendant l'année :
Par moment, le développement de l'enfant atteint un stade et le progrès ralenti. L'enfant est relaxé et apprécie bien son massage, le parent a tendance à prendre un peu de répit ; il espace les massages, voire même les arrête, pensant que tout va bien maintenant. Nous vous mettons en garde! Vous devez continuer pendant deux ans sans interruption, vous récolterez ainsi vos plus grands succès, votre famille et tout ceux qui observent votre enfant occasionnellement en seront les meilleurs témoins.

Nous espérons que ces paroles d'encouragement seront avec vous jusqu'à la fin du programme. Ne flanchez pas !

Tous nos bons souhaits.
Louisa et Pam

Journal Hebdomadaire - Semaine 44

❤ TOUJOURS Y METTRE DE L'AMOUR ❤

Cochez chaque jour de massage

Dim.   Lun.   Mar.   Mer.   Jeu.   Ven.   Sam.

Vos remarques :

Pendant le massage   **Pendant la semaine**

Mv 1   S'allonge/ne s'allonge pas ?   Sommeil :
Mv 2   Dos – fredonne ?   Intestins :
Mv 3-4   Oreilles – refuse ?   Crises :
Mv 5   Allez bras ! Remonte !   Affection :
            Contact visuel ?
Mv 6   Doigts - lissage ou pression ?
Mv 7   Poitrine – se frotte les yeux,   Contact visuel :
            baille, se relaxe ?
Mv 8   Ventre - diarrhée/constipation ?   Ecoute :
Mv 9-10   Jambes – tapotement ou pression   Parle :
Mv 11   Doigts de pied – lissage,
            pression, bicyclette ?
Mv 12   Plantes de pieds – refuse ?   Autre :

Remarques positives d'autres personnes au sujet de votre enfant …

Vos pensées et vos impressions pendant le massage …

Vos questions au cours de la semaine …

Rappelez-vous ! Trouvez les réponses à vos questions dans l'Index.

Semaine 45
Lettre aux parents – Lien entre déficiences sensorielles et apprentissages scolaires.

Chers Parents,

Nous voudrions vous faire part de ce que le massage nous a appris concernant les problèmes occasionnés par les déficiences sensorielles (du sens tactile et autres) en lien avec les apprentisages scolaires.

Les écoles portent beaucoup d'attention aux sens visuel et à l'ouïe ; pourquoi ? Les enseignants reconnaissent que même des petits handicaps dans ces domaines affectent les aptitudes scolaires. Tout comme les gros handicaps engendrent un retard de développement. Les enseignants veulent s'assurer que les déficiences sensorielles soient bien prises au sérieux.

Nous savons que l'ouïe et la vision sont très importantes mais le sens du toucher l'est encore plus. Le toucher est développé par le maternage (caresses, bercements, toucher bienveillant des parents) et permet au cerveau de recevoir les informations transmises par plusieurs autres sens en même temps. Il compense les autres problèmes sensoriels, ainsi les enfants aveugles et muets peuvent développer leur sens du toucher pour compenser leur perte de vue et d'écoute. Cependant, quand le sens du toucher n'est pas bien développé (non mature), le système nerveux est bouleversé et ni l'ouïe, ni la vue ne peuvent compenser ce manque de maturité. En fait les déficiences des sens de la vue et de l'ouïe sont la conséquence du manque de maturation du sens tactile ! Les bruits semblent trop forts, la lumière est trop vive, les goûts et les odeurs sont modifiés. Si les autres sens ne sont pas orchestrés par le sens du toucher, ils s'arrêtent de fonctionner. Les informations sensorielles deviennent désorganisées et confuses, l'enfant devient alors profondément accablé. Tout apprentissage scolaire et autres deviennent trop difficiles.

Quand le sens du toucher est remédié, les recherches montrent que le système nerveux se calme et toutes les autres fonctions se rétablissent.

Pourquoi les problèmes du sens du toucher ne sont-ils pas considérés à l'école ? Ils devraient pourtant l'être ! Car le sens du toucher et autres problèmes sensoriels (reliés à ce sens) de l'autisme sont responsables des difficultés d'apprentissages. Beaucoup plus que l'ouïe et la vue.

Sans doute, les enseignants ne savent pas que le sens du toucher et autres problèmes sensoriels peuvent être traités. Ils savent qu'il y a des prothèses auditives et des lunettes mais ne savent pas qu'il y a un massage qui remédie aux déficiences sensorielles de l'autisme. La plupart des parents l'ignorent également.

Maintenant que vous en êtes informés et que vous l'expérimentez, aidez-nous à transmettre ce message aux autres familles dont un ou deux enfants souffrent de l'autisme. Ces enfants ne pourront pas avoir la chance de reprendre leur développement ainsi que de faire des progrès scolaires s'ils ne sont pas traités par le massage. Les recherches prouvent que quand les problèmes du toucher disparaissent, les autres problèmes sensoriels s'appaisent, le comportement s'améliore, l'autisme diminue et les enfants ont la possibilité d'évoluer.

De nos jours, la plupart des enfants reçoivent un diagnostic d'autisme vers l'âge de trois ans. La recherche prouve qu'après une ou deux années de traitement QST, le toucher et autres sens redeviennent normaux. Si les parents commencent le massage qigong immédiatement, les enfants seront en bonne santé lorsqu'ils commenceront à aller à l'école. Vous pouvez constater que nous sommes très passionnées ! Nous voudrions que tous les enfants autistes, comme les vôtres, aient l'opportunité de réussir dans leur vie.

Bien à vous, Louisa et Pam

PS : Pour ceux d'entre vous qui aiment la science, reportez vous à la section 5, où se trouve les liens vers les recherches scientifiques. Vous y trouverez des explications supplémentaries concernant le sens du toucher et autres sens. Sinon, sachez juste que le massage aide votre enfant à apprendre !

Journal Hebdomadaire - Semaine 45

❤ TOUJOURS Y METTRE DE L'AMOUR ❤

Cochez chaque jour de massage

Dim.   Lun.   Mar.   Mer.   Jeu.   Ven.   Sam.

Vos remarques :

Pendant le massage		**Pendant la semaine**
Mv 1	S'allonge/ne s'allonge pas ?	Sommeil :
Mv 2	Dos – fredonne ?	Intestins :
Mv 3-4	Oreilles – refuse ?	Crises :
Mv 5	Allez bras ! Remonte ! Contact visuel ?	Affection :
Mv 6	Doigts - lissage ou pression ?	
Mv 7	Poitrine – se frotte les yeux, baille, se relaxe ?	Contact visuel :
Mv 8	Ventre - diarrhée/constipation ?	Ecoute :
Mv 9-10	Jambes – tapotement ou pression	Parle :
Mv 11	Doigts de pied – lissage, pression, bicyclette ?	
Mv 12	Plantes de pieds – refuse ?	Autre :

Remarques positives d'autres personnes au sujet de votre enfant …

Vos pensées et vos impressions pendant le massage …

Vos questions au cours de la semaine …

Rappelez-vous ! Trouvez les réponses à vos questions dans l'Index.

Semaine 46
Lettre aux parents - Autisme et Syndrome de Down : l'histoire d'Anne

Chers parents,

Malgré le fait que j'ai eu la chance de me former au massage qigong, je regretterai toujours de ne pas l'avoir connu quand Anne avait deux ans ! Il y a déjà 10 ans que je me suis formée au massage QST et Anne avait alors 18 ans. Ma fille souffre à la fois du syndrome de Down (Trisomie 21) et d'autisme. Son signe affectif envers moi était de me présenter son front pour que je l'embrasse. Elle mangeait avec difficulté, à l'école elle pouvait tenir la cuillère mais ne pouvait la porter à sa bouche que si quelqu'un touchait son bras.

Elle avait beaucoup de problèmes sensoriels, au niveau de sa bouche, sur sa peau… J'avais bien du mal à la nourrir, elle avait faim mais la consistance des aliments l'empêchait de manger. Je lui ai donné le premier massage alors qu'elle se tenait debout, j'ai commencé par les Mouvements 1 et 2 en me positionnant derrière elle. Soudainement elle a donné un coup de pied vers l'arrière et m'a envoyé valser à l'autre bout de la salle de bain. Après deux jours, elle a accepté le massage en me présentant sa jambe ou son bras, elle restait bien calme et allongée pendant notre session. Puis une semaine plus tard, elle se nourrissait toute seule.

Je me suis servi du massage pour contrôler sa diarrhée qui durait depuis des années, son colon était capricieux. Le massage lui donnait force et courage et si je pouvais le faire tous les jours, ses problèmes intestinaux s'apaisaient.

J'ai pu la masser quotidiennement pendant 10 ans puis elle nous a quitté pour aller dans un institut pour personnes adultes handicapées. Je lui donne encore le massage. Récemment, elle a eu une poussée d'eczéma et j'ai pu la calmer en quelques semaines.

Je réalise que les adultes ne s'attendent pas à ce que ma fille fasse des progrès d'apprentissage ou de croissance à cause de ses diagnostics. Ils assurent qu'elle va simplement maintenir son état de santé statu quo. Je pense qu'elle a fait beaucoup de progrès depuis le premier massage. La qualité de sa vie s'est améliorée. Elle ne parle pas mais peut se faire comprendre et comprend beaucoup mieux qu'avant les massages.

Le plus grand avantage pour moi est l'affection qu'elle me porte à chaque fois que je lui donne le massage. Elle peut me faire un gros câlin quand elle me voit et essaye de m'embrasser sur le visage.

Si vous avez un enfant affligé d'autisme et syndrome de Down, commencez le massage dès que vous en soupçonnez les symptômes. Je vous le recommande de tout cœur car je suis sûre que les progrès d'Anne auraient été beaucoup plus évidents. Je suis malgré tout très reconnaissante envers le traitement QST. Il fait maintenant parti de mon travail.

Bien à vous. - La maman d'Anne

Journal Hebdomadaire - Semaine 46

❤ TOUJOURS Y METTRE DE L'AMOUR ❤

Cochez chaque jour de massage

Dim.   Lun.   Mar.   Mer.   Jeu.   Ven.   Sam.

Vos remarques :

Pendant le massage   **Pendant la semaine**

Mv 1   S'allonge/ne s'allonge pas ?   Sommeil :
Mv 2   Dos – fredonne ?   Intestins :
Mv 3-4   Oreilles – refuse ?   Crises :
Mv 5   Allez bras ! Remonte !   Affection :
           Contact visuel ?
Mv 6   Doigts - lissage ou pression ?
Mv 7   Poitrine – se frotte les yeux,   Contact visuel :
           baille, se relaxe ?
Mv 8   Ventre - diarrhée/constipation ?   Ecoute :
Mv 9-10   Jambes – tapotement ou pression   Parle :
Mv 11   Doigts de pied – lissage,
           pression, bicyclette ?
Mv 12   Plantes de pieds – refuse ?   Autre :

Remarques positives d'autres personnes au sujet de votre enfant …

Vos pensées et vos impressions pendant le massage …

Vos questions au cours de la semaine …

Rappelez-vous ! Trouvez les réponses à vos questions dans l'Index.

Semaine 47
Lettre aux parents – Apporter aide et soutien à d'autres familles

Chers parents,

Voilà déjà une année que vous donnez le massage qigong à votre enfant.

Vous avez appris le massage, vous avez surmonté beaucoup de difficultés pendant les premières semaines, vous avez adapté le massage suivant les besoins changeants de votre enfant, vous avez reçu beaucoup d'encouragement et de soutien en lisant ces lettres. Vous avez observé de l'amélioration dans de nombreux domaines - difficultés sensorielles, attention, sommeil, digestion, crises de nerfs, transitions, aptitudes du langage et sociales. Votre famille est maintenant moins stressée, moins déstabilisée et plus relaxée. Tout comme de nombreux parents vous souhaitez communiquer et partager vos succès avec d'autres familles et enrichir leur vie.

Vous pouvez le faire de plusieurs manières. Vous pouvez contacter d'autres familles par l'intermédiaire du personnel enseignant spécialisé dans vos écoles, des spécialistes de l'autisme, organisations locales, groupes de soutien. Vous pouvez bien sûr offrir un livre, une vidéo à une famille qui pourrait bénéficier du traitement QST.

Si vous voulez enrichir votre vie et persévérer en vous formant au massage qigong, vous pouvez vous-même devenir un Parent-enseignant et enseigner aux autres parents comment insérer le massage dans leur routine quotidienne tout comme vous l'avez fait. Vous rendrez visite pendant 12 semaines à d'autres familles et leur apprendrez comment appliquer le massage à domicile. Vous bénéficierez du soutien et de la supervision d'un Instructeur Qigong tout au long de votre qualification. Lorsque vous aurez terminé la formation, vous pourrez enseigner et soutenir ces familles de manière indépendante. Vous aurez toujours le soutien d'un Instructeur quand vous le désirerez. Pour plus d'informations sur cette formation, cliquez sur notre site: www.qsti.org ou www.qsti-fr.weebly.com.

Quoi qu'il en soit, vous pouvez toujours témoigner sur votre expérience du QST. Passez le relais !

Bonne chance, Louisa et Pam

Journal Hebdomadaire - Semaine 47

❤ TOUJOURS Y METTRE DE L'AMOUR ❤

Cochez chaque jour de massage

Dim.   Lun.   Mar.   Mer.   Jeu.   Ven.   Sam.

Vos remarques :

Pendant le massage		**Pendant la semaine**
Mv 1	S'allonge/ne s'allonge pas ?	Sommeil :
Mv 2	Dos – fredonne ?	Intestins :
Mv 3-4	Oreilles – refuse ?	Crises :
Mv 5	Allez bras ! Remonte !	Affection :
	Contact visuel ?	
Mv 6	Doigts - lissage ou pression ?	
Mv 7	Poitrine – se frotte les yeux,	Contact visuel :
	baille, se relaxe ?	
Mv 8	Ventre - diarrhée/constipation ?	Ecoute :
Mv 9-10	Jambes – tapotement ou pression	Parle :
Mv 11	Doigts de pied – lissage,	
	pression, bicyclette ?	
Mv 12	Plantes de pieds – refuse ?	Autre :

Remarques positives d'autres personnes au sujet de votre enfant …

Vos pensées et vos impressions pendant le massage …

Vos questions au cours de la semaine …

Rappelez-vous ! Trouvez les réponses à vos questions dans l'Index.

Semaine 48
Lettre aux parents - Partage d'un frère, Praticien QST

Chers parents,

J'avais deux ans quand mon frère est né. Il y eut des complications à sa naissance et c'est pourquoi il eut dès lors des problèmes. Une ambiance électrique s'était installée dans toute la maison et ne s'est jamais vraiment dissipée.

Mon frère a toujours été le plus petit parmi les enfants de son âge.

Il avait des otites. Il semblait "lointain", dans son monde. Je voyais bien qu'il voulait jouer avec moi, mais il n'arrivait pas à s'organiser. Il faisait des dessins bizarres, ne savait pas attraper le ballon, n'aimait pas qu'on le touche et qu'on lui fasse un câlin.

En grandissant, il était fasciné par les Marx Brothers (de vieux artistes amusants) et apprenait les discours présidentiels par coeur. Il connaissait tous les noms des restaurants en ville. Les adultes le trouvaient très intéressant mais les enfants de son âge ne savaient pas comment communiquer avec lui.

Quand il a réalisé que les autres personnes le trouvaient un peu bizarre et ne pouvaient pas s'interesser à ses intérêts, mon frère est devenu agressif et s'est isolé. Sa période d'adolescence a été exténuante pour tout le monde. Vers la fin de mes cours de lycée, mon père m'a dit : "Tu va devoir t'occuper de toi-même parce que nous sommes débordés avec ton frère".

Il a finalement quitté la maison pour partir dans un lieu de vie adapté et plus tard dans un appartement à lui seul. Adulte maintenant, il se bat avec ses difficultés, mais arrive à travailler de temps à autre et a même une amie qui est vraiment gentille.

Pendant ces dernières années, j'ai partagé mes connaissances du massage qigong avec plus de 20 familles subissant les effets de l'autisme. J'ai été témoin de profondes transformations que je n'aurai jamais pu prévoir. J'ai vu des enfants qui étaient si désorientés (ils n'avaient pas conscience de leurs pieds) apprendre à lacer leurs chaussures par eux-mêmes. J'ai entendu des enfants de 9 ans dire leurs premiers mots. J'ai vu des enfants qui se cachaient dans un coin, jouer un rôle important dans une pièce de théâtre. J'ai vu des enfants qui ne pouvaient pas être touchés, jouer à des jeux de mains, tenir leur regard fixé sur leur partenaire et rire, rire...Et j'ai vu des parents reprendre espoir, reprendre contact avec leur enfant, apprendre à interpréter chaque réaction, l'identifier et y remédier.

Etant témoin de la reprise de nombreux développements, d'espoir, de joie s'épanouissant dans les familles avec lesquelles je travaille que je me demande quel miracle nous aurions pu accomplir si notre famille avait eu recours au QST. Mon frère avait besoin de quelqu'un qui puisse lui apprendre à normaliser son sens du toucher afin de percevoir le contact physique de manière positive, pour que son corps se sente bien afin qu'il puisse communiquer avec son entourage d'une manière agréable. S'il avait reçu le massage à deux ou trois ans, peut-être aurait-il pu se développer de manière normale. Je pense que ses relations sociales auraient pu être plus aisées.

Les autres enfants l'auraient plutôt considéré comme intelligent et spécial au lieu de bizarre et farfelu. Mon frère aurait pu avoir des amis.

Je ressens beaucoup de tristesse car sa vie aurait pu être différente. Mais je sais maintenant qu'il y a de l'espoir grâce au massage Qigong. En partageant ce massage avec tant de familles, je participe à la remédiation de ces blocages du développement et j'apaise ainsi mon coeur et mon âme.

- Jim

Journal Hebdomadaire - Semaine 48

❤ **TOUJOURS Y METTRE DE L'AMOUR** ❤

Cochez chaque jour de massage

Dim.   Lun.   Mar.   Mer.   Jeu.   Ven.   Sam.

Vos remarques :

Pendant le massage		**Pendant la semaine**
Mv 1	S'allonge/ne s'allonge pas ?	Sommeil :
Mv 2	Dos – fredonne ?	Intestins :
Mv 3-4	Oreilles – refuse ?	Crises :
Mv 5	Allez bras ! Remonte ! Contact visuel ?	Affection :
Mv 6	Doigts - lissage ou pression ?	
Mv 7	Poitrine – se frotte les yeux, baille, se relaxe ?	Contact visuel :
Mv 8	Ventre - diarrhée/constipation ?	Ecoute :
Mv 9-10	Jambes – tapotement ou pression	Parle :
Mv 11	Doigts de pied – lissage, pression, bicyclette ?	
Mv 12	Plantes de pieds – refuse ?	Autre :

Remarques positives d'autres personnes au sujet de votre enfant …

Vos pensées et vos impressions pendant le massage …

Vos questions au cours de la semaine …

Rappelez-vous ! Trouvez les réponses à vos questio ns dans l'Index.

Semaine 49
Lettre aux parents - Autisme et crises d'épilepsie

Chers parents,

Dans un premier livre, nous avions indiqué que les parents ne devraient pas faire le massage si l'enfant souffre de crises d'épilepsie incontrôlées. Pour certains de ces enfants, même un léger tapotement sur la fontanelle peut déclencher une crise. Si tel est votre enfant, nous recommandons de ne pas commencer le massage QST.

Cependant, lors de nos cinq dernières années de recherche, nous avons donné le massage à un groupe d'enfants autistes qui avaient des crises d'épilepsie bénignes contrôlées grâce à une médication. Ils ont fait de grands progrès au niveau de l'autisme et n'ont pas eu de déclenchement de crises épileptiques.

Nous n'avons pas ressenti que leur tête était plus sensible que la normale et nous avons développé un traitement approprié à leur besoin.

Si votre enfant a des crises bénignes contrôlées par voie médicale, voici ce que nous vous recommandons :

Pendant les deux premières semaines de massage, commencez les Mouvements 1 - 4 normalement sur la tête. Mais au lieu de tapoter ou de faire des pressions, lissez doucement la tête en descendant vers le cou dans le sens du mouvement. Commencez le tapotement ou la pression au niveau du cou et continuez votre mouvement en descendant vers les pieds, comme l'enfant préfère (tapotements ou pressions).

Si la tête de votre enfant est trop sensible pour tolérer ce passage, commencez les mouvements 1-4 depuis la base du cou et oubliez la tête pendant quelques semaines, puis essayer à nouveau pour vérifier si la tolérance de l'enfant s'est accrue.

Après plusieurs semaines, si votre enfant tolère les mouvements au niveau de la tête, faites de légères pressions au lieu du lissage et continuer normalement à partir du cou vers le bas du corps.

Après un mois de légères pressions, la sensibilité de la tête se sera normalisée. Après trois mois, vous pourrez effectuer les mouvements 1-4 comme indiqués dans le protocole de base.

Si, à quelque moment, votre enfant ressent une gêne de nouveau, faites marche arrière pendant quelques semaines jusqu'à ce que la tête ne soit plus sensible. Par exemple, si votre enfant ne veut pas de lissage sur sa tête, commencez les mouvements au niveau du cou, évitez de toucher la tête pendant quelques semaines. Si votre enfant a du mal à supporter la légère pression sur sa tête, reprenez le lissage pendant quelques semaines. Et si votre enfant ressent un malaise avec les tapotements et/ou les pressions, recommencez avec les légères pressions pendant quelques semaines jusqu'à ce que sa tête soit tout à fait à l'aise.

Mise en garde sur le mouvement 12 qui active la stimulation des sens au niveau du tronc cérébral, commencez avec 2 vagues, puis attendre 48 heures. Si l'enfant ne présente pas de réaction, vous pourrez continuer à croître doucement la quantité de vagues à mesure des semaines. Si une crise d'épilepsie survient, alors remplacez ce mouvement en nourrissant simplement le point du Rein.

Laissez-vous guider par les réactions de votre enfant pour remédier à ce problème d'hypersensibilité au niveau de la tête.

Tous nos meilleurs souhaits.

Louisa et Pam

Journal Hebdomadaire - Semaine 49

♥ TOUJOURS Y METTRE DE L'AMOUR ♥

Cochez chaque jour de massage

Dim.   Lun.   Mar.   Mer.   Jeu.   Ven.   Sam.

Vos remarques :

Pendant le massage		**Pendant la semaine**

Mv 1   S'allonge/ne s'allonge pas ?   Sommeil :
Mv 2   Dos – fredonne ?   Intestins :
Mv 3-4   Oreilles – refuse ?   Crises :
Mv 5   Allez bras ! Remonte !   Affection :
       Contact visuel ?
Mv 6   Doigts - lissage ou pression ?
Mv 7   Poitrine – se frotte les yeux,   Contact visuel :
       baille, se relaxe ?
Mv 8   Ventre - diarrhée/constipation ?   Ecoute :
Mv 9-10   Jambes – tapotement ou pression   Parle :
Mv 11   Doigts de pied – lissage,
       pression, bicyclette ?
Mv 12   Plantes de pieds – refuse ?   Autre :

Remarques positives d'autres personnes au sujet de votre enfant …

Vos pensées et vos impressions pendant le massage …

Vos questions au cours de la semaine …

Rappelez-vous ! Trouvez les réponses à vos questions dans l'Index.

Semaine 50
Lettre aux parents – Étapes d'autorégulation: importance capitale pour l'avenir de tout enfant

Chers parents,

Vous souvenez-vous des différentes étapes d'autorégulation que nous avons étudiées en début d'année (Section 2). Vous êtes maintenant les témoins de l'évolution de votre enfant. Il vous regarde dans les yeux, dort toute la nuit, digère, élimine ses aliments convenablement et peut enfin se calmer par lui-même. Félicitations ! Toutes ces étapes d'autorégulation se déroulent normalement grâce à votre ténacité et votre courage tout au long de l'année.

Maintenant revenons vers tous les désagréments que vous avez évités à votre enfant. Nous vous avions dit que les étapes d'autorégulation étaient les plus importantes de toutes les étapes de développement et que si elles prenaient du retard, votre enfant allait sans doute souffrir du spectre autistique. Alors, regardons ce qui se passe quand ces différentes étapes prennent du retard et voyons comment le massage qigong vient aider.

Les difficultés d'attention et de concentration ne sont pas rares pendant la petite enfance et elles sont responsables des troubles des diagnostics TDA (Troubles du Déficit d'Attention). Si l'enfant est également hyperactif les spécialistes peuvent diagnostiquer un TDAH (TDA avec Hyperactivité). Ceci peut engendrer des années de surveillance avec peut être un suivi médicamenteux. Les difficultés de concentration sont aussi responsables de retards scolaires en tous genres. Nous pensons que la plupart de ces problèmes peuvent être évités si les parents interviennent rapidement en donnant le massage Qigong à leur enfant dès le diagnostic. Ils devront le faire pendant deux ans jusqu'à ce que cette étape d'autorégulation de l'attention soit bien ancrée dans le corps et le comportement de l'enfant.

L'autorégulation de digestion et d'élimination. Si l'enfant ne peut pas réguler sa digestion dans sa petite enfance, il souffrira de diarrhée, constipation, reflux ou syndrome du côlon irritable toute sa vie. Il y a aussi un plus grand risque d'allergies, d'intolérances alimentaires et autres difficultés digestives chroniques. Vous connaissez certainement des adultes qui en souffrent ! Ces difficultés pourraient être évitées par l'application du massage qigong au quotidien, accompagné d'un régime sain et nourrissant.

L'autorégulation et le sommeil. Un grand nombre de personnes ne bénéficient pas d'un sommeil reposant et ce, depuis leur enfance. Elles ont du mal à s'endormir et ne peuvent pas rester endormies une nuit complète. Elles se réveillent fatiguées. Votre enfant y était peut-être confronté avant que vous commenciez le massage. Le massage Qigong est une grande source de bien-être pour le système nerveux lorsqu'il rétablit l'endormissement à l'heure du coucher tous les soirs. Evitez aussi toute source d'excitation du système nerveux : pas de jeux vidéo. De bonnes nuits réparatrices sont très importantes pour garder sa santé physique et mentale, dans le cas contraire l'anxiété et la fatigue chronique vont apparaître.

L'autorégulation du comportement. Les pédiatres ont beaucoup de petits patients qui éprouvent de la difficulté à se calmer par eux-mêmes. Ils sont irritables, anxieux, pleurent souvent et les parents sont témoins de nombreuses crises. On leur donne un diagnostic de Troubles Envahissant du Comportement (TED). Parfois des médicaments sont prescrits et une fois que le traitement est commencé, il le reste pendant des années... Bien que les médicaments donnent une impression artificielle de bien être, ils ne peuvent pas aider l'enfant à rétablir cette étape d'autorégulation du comportement. Comme vous le savez maintenant, ceci ne peut se produire qu'avec un sens du toucher normalisé. Bien souvent, il faut aussi éviter le sucre, les colorants et la nourriture industrielle. Si les enfants ne passent pas cette étape d'autorégulation du comportement, ils vont compenser par la nourriture pour satisfaire un bien-être temporaire, ce qui peut les emmener vers de l'obésité. Pendant leur adolescence, ils peuvent aussi se tourner vers l'alcool, la drogue et les cigarettes.

La recherche nous montre que le manque de régulation de son propre comportement entraine les enfants vers des addictions en tout genre. Ce serait si simple de commencer un traitement de massage qigong régulier dès que l'on soupçonne que l'enfant souffre de grosses difficultés à s'apaiser par ses propres moyens.

Ainsi, vous avez fait un bon travail avec votre enfant et vous pouvez constater à quel point vous l'avez épargné de nombreuses difficultés d'autorégulation.

Félicitations pour votre réussite !

Bien à vous,
Louisa et Pam

Journal Hebdomadaire - Semaine 50

❤ TOUJOURS Y METTRE DE L'AMOUR ❤

Cochez chaque jour de massage

Dim.   Lun.   Mar.   Mer.   Jeu.   Ven.   Sam.

Vos remarques :

Pendant le massage		**Pendant la semaine**
Mv 1	S'allonge/ne s'allonge pas ?	Sommeil :
Mv 2	Dos – fredonne ?	Intestins :
Mv 3-4	Oreilles – refuse ?	Crises :
Mv 5	Allez bras ! Remonte !	Affection :
	Contact visuel ?	
Mv 6	Doigts - lissage ou pression ?	
Mv 7	Poitrine – se frotte les yeux,	Contact visuel :
	baille, se relaxe ?	
Mv 8	Ventre - diarrhée/constipation ?	Ecoute :
Mv 9-10	Jambes – tapotement ou pression	Parle :
Mv 11	Doigts de pied – lissage,	
	pression, bicyclette ?	
Mv 12	Plantes de pieds – refuse ?	Autre :

Remarques positives d'autres personnes au sujet de votre enfant …

Vos pensées et vos impressions pendant le massage …

Vos questions au cours de la semaine …

Rappelez-vous ! Trouvez les réponses à vos questions dans l'Index.

Semaine 51
Lettre aux parents - Tests de fin d'année

Chers parents,

C'est un jour de fête ! Vous venez de terminer votre première année de massage qigong. Soyez très fiers de vous ! C'était assez difficile au début mais vous n'avez pas abandonné. Vous pouvez maintenant évaluer les progrès de votre enfant !

Vous aviez rempli deux tests au début de l'année puis après 6 mois de massage afin de déterminer les progrès de votre enfant. La Liste de Contrôle Toucher - Douleur mesure l'intensité des problèmes sensoriels du toucher/douleur de l'enfant alors que la Liste de Contrôle de l'Indice de Stress Parental mesure les difficultés d'élever un enfant autiste. Vous allez les compléter une troisième fois. Elles vont vous montrer les progrès des six derniers mois.

Liste de Contrôle Toucher/Douleur

Faites un petit cercle autour du numéro correspondant à la réponse décrivant votre enfant.				
Toucher/douleur	**Souvent**	**Parfois**	**Rarement**	**Jamais**
Ne pleure pas quand il se fait mal	3	2	1	0
Ne sais pas si sa couche est propre ou souillée	3	2	1	0
Laver son visage est difficile	3	2	1	0
Couper les cheveux est difficile	3	2	1	0
N'aime pas mettre de chapeau	3	2	1	0
Préfère avoir un chapeau	3	2	1	0
Couper les ongles est difficile	3	2	1	0
Préfère mettre un ou deux gants	3	2	1	0
N'aime pas mettre de gants	3	2	1	0
Couper les ongles des pieds est difficile	3	2	1	0
Ne veut mettre que certaines chaussures (Chaussures molles, sans socquette...)	3	2	1	0
Veut porter les mêmes vêtements tous les jours	3	2	1	0
Ne veut mettre que certains vêtements (Pas d'élastique, des shorts…)	3	2	1	0
Pleure quand il tombe, se fait mal, s'égratigne... (Modèle inversé exprès)	0	1	2	3
Se tape la tête sur une surface dure, résistante	3	2	1	0
Se tape la tête sur une surface molle	3	2	1	0
Ajoutez vos résultats sous chaque colonne :				
Ajoutez les totaux :				

Indice de Stress Parental d'Enfants Autistes

Veuillez estimer les aspects de la maladie de votre enfant en décrivant le taux de stress qu'ils engendrent pour vous et votre famille.					
	Pas de stress	Stress intermittent	Stress souvent	Stress sévère tous les jours	Tellement stressé, parfois je me demande comment je vais pouvoir tenir le coup
Le niveau de communication	0	1	2	3	4
Crises/effondrements	0	1	2	3	4
Aggression avec la famille	0	1	2	3	4
Automutilation	0	1	2	3	4
Difficultés de transition	0	1	2	3	4
Problèmes de sommeil	0	1	2	3	4
Régime alimentaire de votre enfant	0	1	2	3	4
Problèmes digestifs (Diarrhée, constipation)	0	1	2	3	4
Propreté	0	1	2	3	4
Manque de lien avec votre enfant	0	1	2	3	4
Soucis de savoir s'il peut être accepté par les autres enfants	0	1	2	3	4
Soucis pour sa future indépendance	0	1	2	3	4
Sous total					
Total					

Comparons ces trois tests :

• Résultats de la première Liste de Contrôle Toucher – Douleur

____

• Résultats de cette Liste en mi-année

____

• Résultats de cette Liste en fin d'année

____

• Résultats de la première Liste Indice de Stress Parental d'Enfants Autistes

____

• Résultats de cette Liste en mi-année

____

• Résultats de cette Liste en fin d'année

____

Les résultats se sont-ils améliorés du début à la fin de l'année?

Si le niveau de l'autisme de votre enfant était "sévère" il y a un an, les résultats seront-ils descendus d'un peu ou de beaucoup ?

Les problèmes du toucher de votre enfant se seront améliorés d'un certain taux. Même si certains endroits sont encore sensibles, le sens du toucher en général doit être plus normal. Vous pouvez maintenant "toucher" votre enfant plus librement et cela va l'aider à faire des progrès de développement, d'apprentissage et à établir plus facilement des relations sociales.

Vous devez être moins stressé dans votre rôle de parents que vous l'étiez il y a un an ou six mois.

Alors, fêtons tout ceci ! Voici les témoignages de quelques parents qui ont vécu eux aussi ces même réussites :

"Au début, je ne m'attendais pas à des miracles.
Mais au fur et à mesure que nous donnions le massage,
les changements apparaissaient. Notre petite fille est plus indépendante,
elle s'habille et va aux toilettes toute seule. Notre niveau de stress est tellement
plus bas qu'il ne l'était ! - Maman de Sophie, 4 ans

"Quelle différence ! Notre fils va à l'école et se débrouille bien tout seul. Nous
avons encore des soucis bien sûr, mais tellement moins grands
qu'ils ne l'étaient". - Papa d'un enfant de 7 ans.

"La maitresse de notre enfant nous a envoyé une lettre demandant de lui
communiquer des informations concernant le QST. Elle est vraiment
impressionnée par les changements" - Maman de Mia

"Tout à coup, c'était comme si son corps et son esprit ne faisaient qu'un.
Aujourd'hui j'en ai les larmes aux yeux: je la regarde jouer
dans le parc avec les autres enfants, avec un comportement normal!
Ses mouvements sont bien coordonnés, elle n'a plus à lutter pour essayer
de rendre ce corps maîtrisable. L'ensemble fonctionne
harmonieusement maintenant". - Ma fille a 5ans.

"Je ne comprends toujours pas l'autisme, mais je crois aux
possibilités que ce massage nous a apportées ! Notre fille a
déjà fait de grands progrès et j'ai hâte de voir ce qui va se
passer dans les mois à venir
Papa d'une petite fille de 7ans.

Maintenant, c'est à votre tour d'écrire une phrase ou deux décrivant votre expérience avec le massage qigong de cette année.

Nous vous félicitons bien chaleureusement !

Merci et tous nos meilleurs voeux,
Louisa et Pam

Journal Hebdomadaire - Semaine 51

❤ TOUJOURS Y METTRE DE L'AMOUR ❤

Cochez chaque jour de massage

Dim.   Lun.   Mar.   Mer.   Jeu.   Ven.   Sam.

Vos remarques :

Pendant le massage		**Pendant la semaine**
Mv 1	S'allonge/ne s'allonge pas ?	Sommeil :
Mv 2	Dos – fredonne ?	Intestins :
Mv 3-4	Oreilles – refuse ?	Crises :
Mv 5	Allez bras ! Remonte ! Contact visuel ?	Affection :
Mv 6	Doigts - lissage ou pression ?	
Mv 7	Poitrine – se frotte les yeux, baille, se relaxe ?	Contact visuel :
Mv 8	Ventre - diarrhée/constipation ?	Ecoute :
Mv 9-10	Jambes – tapotement ou pression	Parle :
Mv 11	Doigts de pied – lissage, pression, bicyclette ?	
Mv 12	Plantes de pieds – refuse ?	Autre :

Remarques positives d'autres personnes au sujet de votre enfant …

Vos pensées et vos impressions pendant le massage …

Vos questions au cours de la semaine …

Rappelez-vous ! Trouvez les réponses à vos questions dans l'Index.

Semaine 52
Lettre aux parents

Nous savons bien qu'élever des enfants souffrant d'autisme demande beaucoup de patience, de courage, d'énergie, d'endurance, d'espoir et de soutien. Nous espérons que notre traitement massage qigong vous a apporté cette aide supplémentaire.

Après un an de massage, ce traitement doit faire partie de votre routine familiale journalière. Ce temps passé au massage vous rapproche de votre enfant, son comportement s'est amélioré, il est plus connecté avec son corps et son entourage. Il mange, il dort et communique avec le monde extérieur. Et il se développe. Vous avez presque oublié les grosses crises - tous les enfants en développement, même normal, en font de temps à autres...En général tout va mieux et vous pouvez vous relaxer. Vous pouvez maintenant le toucher, le câliner et vous savez que ceci est très important pour son développement et ses apprentissages.

Alors, nous vous posons la question : Pourquoi voudriez-vous arrêter de faire le massage ? Si vous le continuez, il donnera toujours de l'élan, du courage à votre enfant face aux changements et aux défis de sa vie, le massage continuera à soutenir son développement et son apprentissage. Il vous épaulera dans toutes les épreuves de sa vie et de la vôtre en tant que parent.

Est-ce que l'on vous demande de faire le massage tous les jours et pour la vie ? Pas vraiment. Mais sachez bien que les parents qui donnent ce massage cinq fois par semaine, obtiennent de meilleurs résultats que ceux qui ne le donnent que deux ou trois fois ! Votre enfant aura toujours besoin d'une petite aide supplémentaire pour gérer les besoins de sa journée. Sans cela, sa nervosité risque de s'accumuler un peu plus chaque jour : le massage y remédie. Le massage qigong facilite les transitions au quotidien afin que votre enfant puisse se concentrer sur les demandes d'apprentissage.

Nous espérons que vous continuerez le massage aussi longtemps qu'il apportera le soutien nécessaire à votre famille et aussi longtemps que votre enfant l'appréciera.

"Je ne peux pas expliquer comment ça marche et je m'en fiche!
Tout ce que je sais, c'est que ça fonctionne pour nous

et nous allons continuer !"
- Un papa.

N'oubliez pas d'aider les autres parents qui commencent le programme. Vous pouvez vous exprimer sur Facebook.

Nous avons fait ce chemin ensemble... les débuts ont peut-être été chaotiques, mais vous avez pris confiance et avez acquis tout un panel d'outils pour vous venir en aide. Nous avons eu l'honneur de partager vos chagrins, mais aussi vos joies d'entendre votre enfant dire : "Maman je t'aime !", de recevoir un gros câlin, d'en arriver à la propreté. Nous sommes très heureuses d'avoir eu la chance d'être à vos côtés et de partager votre vie pendant ces derniers mois. Nous vous offrons tous nos meilleurs souhaits et espérons que votre famille est maintenant sur la bonne route.

Pour conclure, voici les paroles d'un enfant de 8 ans :

"Qigong est un massage spécial que j'aime et qui me donne
de bons frissons partout, à l'intérieur et à l'extérieur.
Maintenant, je ne perds plus les pédales et puis je suis intelligent!
J'aime mon massage qigong...
vous devriez l'essayer aussi avec mon papa ou ma maman !

De tout coeur,
Louisa et Pam

Journal Hebdomadaire - Semaine 52

❤ TOUJOURS Y METTRE DE L'AMOUR ❤

Cochez chaque jour de massage

Dim.   Lun.   Mar.   Mer.   Jeu.   Ven.   Sam.

Vos remarques :

Pendant le massage		**Pendant la semaine**
Mv 1	S'allonge/ne s'allonge pas ?	Sommeil :
Mv 2	Dos – fredonne ?	Intestins :
Mv 3-4	Oreilles – refuse ?	Crises :
Mv 5	Allez bras ! Remonte ! Contact visuel ?	Affection :
Mv 6	Doigts - lissage ou pression ?	
Mv 7	Poitrine – se frotte les yeux, baille, se relaxe ?	Contact visuel :
Mv 8	Ventre - diarrhée/constipation ?	Ecoute :
Mv 9-10	Jambes – tapotement ou pression	Parle :
Mv 11	Doigts de pied – lissage, pression, bicyclette ?	
Mv 12	Plantes de pieds – refuse ?	Autre :

Remarques positives d'autres personnes au sujet de votre enfant …

Vos pensées et vos impressions pendant le massage …

Vos questions au cours de la semaine …

Rappelez-vous ! Trouvez les réponses à vos questions dans l'Index.

Section 5 - Annexes

1. Information pour les enseignants

Le massage QST est un traitement de l'autisme par un massage donné quotidiennement par le parent. Des recherches scientifiques ont été menées en Oregon par le Dr Louisa Silva. Elles confirment que, lorsque les parents ont été formés et reçoivent le soutien nécessaire pour appliquer le traitement de massage journalier à leur enfant, le degré de gravité de l'autisme diminue de 32% et les difficultés sensorielles de 38% pendant les cinq premiers mois. Ce traitement sensoriel de l'autisme est aussi connu sous le nom de massage Qigong. Il s'appuit sur les connaissances de la médecine orientale et a pour objectif la normalisation des réactions du toucher de l'enfant ainsi que le renforcement des liens familiaux parents/enfants et de leurs interactions.

Les difficultés sensorielles de l'autisme engendrent de nombreuses difficultés au niveau du comportement et des apprentissages. Le massage QST est un traitement efficace de l'autisme qui améliore le comportement, la concentration, l'écoute ainsi que les apprentissages. Les recherches nous montrent que les déficiences sensorielles doivent être d'abord corrigées afin que l'enfant puisse pleinement bénéficier des apprentissages scolaires.

Ce programme devrait être mis en place dès le diagnostic d'autisme. Il diminue la gravité de l'autisme, accroit les aptitudes à communiquer et améliore l'autorégulation de comportement. Il améliore les capacités d'intervention précoce dans la petite enfance.

D'autres informations sont disponibles pour les parents dans le livre "Qigong Massage for Your Child with Autism, A Home Program from Chinese Medicine": ("Massage Qigong pour votre enfant Autiste: Un Programme à Domicile Inspiré de la Médecine Chinoise"). Vous le trouverez sur le site: www.qsti.org

2. Information pour le médecin de votre enfant

Le massage QST est un traitement de l'autisme par un massage donné quotidiennement par le parent. Des recherches scientifiques ont été menées en Oregon par le Dr. Louisa Silva. Elles confirment que, lorsque les parents ont été formés et reçoivent le soutien nécessaire pour appliquer le traitement massage journalier à leurs enfants, le degré de gravité de l'autisme diminue de 32% et les difficultés sensorielles de 38% pendant les cinq premiers mois. Ce traitement sensoriel de l'autisme est aussi connu sous le nom de massage Qigong. Il s'appui sur les connaissances de la médecine orientale et a pour objectif la normalisation des réactions du toucher de l'enfant ainsi que le renforcement des liens familiaux parents/enfants et de leurs interactions.

Presque tous les enfants autistes réagissent anormalement aux sensations tactiles. Le contact/toucher du parent contribue au développement précoce de l'enfant. Le niveau de stress d'un parent d'enfant autiste est quatre fois plus élevé que celui d'un parent d'enfant de développement normal. Le traitement QST diminue le stress parental de 44%. Aucun autre programme ne peut prétendre avoir eu cet effet sur la réduction de ce taux de stress. Avec la normalisation du sens du toucher, les interactions parent/enfant s'améliorent, les enfants deviennent plus réceptifs, plus affectueux et leur développement peut reprendre.

Nous recommandons ce programme pour une intervention précoce dès l'apparition du syndrome de l'autisme.

D'autres informations sont disponibles pour les parents dans le livre "Qigong Massage for Your Child with Autism, A Home Program from Chinese Medicine" : ("Massage Qigong pour votre enfant Autiste: Un Programme à Domicile Inspiré de la Médecine Chinoise"). Vous le trouverez sur le site: www.qsti.org

3. Programme de base et options d'assistance

Vous découvrez le programme de base dans ce livre de formation, prévu pour guider une famille pendant une année entière. De par une lecture assidue et leurs efforts soutenus, de nombreux parents ont réussi à aider leurs enfants avec l'aide de ce protocole de soutien. L'option idéale de soutien serait d'avoir un praticien QST ou un/une formateur/formatrice pour vous former à l'application du massage, vous aider à surmonter les difficultés et vous épauler jusqu'à ce que votre enfant obtienne un traitement bénéfique. Voici les différents choix de soutien thérapeutique.

Option 1
Il y a un praticien QST près de chez vous et vous voudriez le contacter. Nous observons les résultats les plus rapides quand les parents reçoivent des sessions particulières et un soutien continu pour le massage. Ce serait parfait si vous pouviez recevoir cette aide, spécialement si votre enfant est affligé d'un autisme sévère. Sinon passez à l'option 2.

Option 2
Il y a un coach-parental près de chez vous. Le coach-parental a reçu un diplôme accrédité via un cours internet (QST1). Ces personnes ont appris à enseigner et donner le soutien nécessaire aux parents, mais ne sont pas certifiés pour appliquer le massage eux-mêmes.

Option 3
Vous n'avez ni praticien ou coach-parental près de chez vous mais vous voudriez bien recevoir un soutien personnel par l'intermédiaire d'internet pendant une période d'apprentissage. Vous pouvez contacter notre Formatrice Principale, Sabine BAEYENS (sabine@qsti.org), par e-mail afin de recevoir une consultation Skype/e-mail ou demander un rendez-vous pour un encadrement et un soutien à distance. Pendant votre massage, votre praticien vous suivra via Skype et vous donnera les conseils nécessaires afin d'adapter votre massage aux besoins spécifiques de votre enfant.

Vous trouverez la liste des praticiens QST sur le site: www.qsti.org

Références:

Articles en Anglais sur www.qsti.org:

1. L'Intervention précoce de massage donné par les parents, un protocole visant les anomalies tactiles, diminuant la gravité de l'autisme et facilitant les rapports et l'intéraction enfant/parents : réplication d'étude. Recherche et Traitement pour Autisme.

2. Traitement des Déficiences Tactiles de l'Autisme pendant la Petite Enfance : Résultats du Massage Qigong. Silva, L., Schalock, M. (2013). Journal International de Massages Thérapeutiques, 6(4) :12-20

3. Prévalence et Importance des Réponses Tactiles Anormales parmi les Jeunes Enfants Autistes. Silva, L. Schalock, M. (2013). Journal de Médecine et Science de l'Amérique du Nord, 6(3) :121-127.

4. Intervention Précoce pour l'Autisme - Un Programme de Massage Qigong donné par le Parent : Essai Clinique Comparatif Aléatoire. Silva, L., Schalock, M. & Gabrielsen, K. (2011). Journal Américain d'Ergothérapie, 65(5) :550-559.

5. Traitement des Problèmes Sensoriels et d'Autorégulation par Massage Qigong appliqué aux Jeunes Enfants Autistes : Etude Clinique Comparative Aléatoire. Silva, L., Schalock, M., Ayres, R., Bunse, C., & Budden, S. (2009). Journal Américain d'Ergothérapie, 63, 423-432.

Section 6 – Index

communication, 18, 23, 25, 28, 40, 63, 67, 68, 121, 122, 137, 142, 153, 179, 205

compassion pour autrui, 18

comportement, 9, 10, 19, 20, 21, 26, 37, 64, 68, 90, 93, 95, 101, 104, 122, 139, 140, 161, 164, 167, 169, 172, 183, 184, 187, 200, 201, 207, 209, 212

concentration, 28, 145, 200, 212

confiance, 27, 30, 93, 96, 107, 108, 110, 111, 127, 131, 135, 142, 146, 147, 149, 150, 153, 155, 210

confort / confortable, 9, 21, 127, 149

connexion, 28, 67, 73, 133, 179

conscience de, 18, 19, 35, 64, 71, 101, 116, 139, 146, 175, 194

constipation, 20, 25, 46, 47, 58, 61, 66, 69, 72, 75, 78, 81, 84, 86, 89, 90, 92, 94, 97, 100, 103, 106, 109, 112, 114, 118, 121, 124, 126, 129, 132, 134, 136, 138, 141, 144, 148, 152, 154, 157, 160, 163, 165, 168, 171, 174, 178, 180, 182, 185, 188, 191, 193, 196, 199, 200, 202, 205, 208, 211

contact visuel, 79

Cortisol, 167

cou, 18, 28, 32, 33, 34, 35, 36, 38, 41, 64, 70, 80, 82, 83, 85, 95, 149, 197, 198

couche souillée, 24, 35, 39, 120, 122, 176, 204

coups de pieds, 36, 130, 146

cracher, 104, 105

Crises, 25, 58, 61, 66, 69, 72, 75, 78, 81, 84, 86, 89, 92, 94, 97, 100, 103, 106, 109, 112, 114, 118, 121, 124, 126, 129, 132, 134, 136, 138, 141, 144, 148, 152, 154, 157, 160, 163, 165, 168, 171, 174, 178, 180, 182, 185, 188, 191, 193, 196, 199, 202, 205, 208, 211

croissance, 19, 21, 90, 91, 117, 127, 176, 189

D

dantien central, 41, 43, 44

dantien inférieur, 47

déblocage, 28

découragement, 107

déficiences sensorielles, 63, 161, 186, 187, 212

dégagement, 35, 47

détente, 28, 33, 45, 87, 166

détermination, 14, 110, 153

développement social, 40, 122

diarrhée, 20, 46, 58, 61, 66, 69, 72, 73, 75, 78, 81, 84, 86, 89, 90, 92, 94, 97, 100, 103, 106, 109, 112, 114, 118, 124, 126, 129, 132, 134, 136, 138, 141, 144, 148, 152, 154, 157, 160, 163, 165, 168, 171, 174, 175, 178, 180, 182, 185, 188, 189, 191, 193, 196, 199, 200, 202, 208, 211

difficultés tactiles, 27

digestion, 20, 21, 46, 51, 90, 91, 192, 200

doigts, 40, 42, 43, 63

dopamine, 167

dos, 17, 18, 33, 34, 35, 36, 38, 40, 42, 44, 46, 48, 50, 51, 53, 56, 68, 73, 76, 77, 83, 87, 170, 179

douleur, 17, 22, 24, 35, 43, 51, 56, 64, 65, 88, 98, 99, 104, 119, 120, 145, 158, 203, 204

E

écoute, 29, 30, 38, 74, 80, 101, 164, 186, 212

écouter, 9, 20, 23, 37, 41, 63, 76, 85, 95, 105, 170, 179

émotionelle, 158

émotions, 99

endormissement, 130, 173

énergétique, 32, 45, 54, 85

énergie, 9, 21, 27, 28, 29, 30, 32, 33, 34, 35, 37, 39, 40, 41, 42, 43, 44, 46, 47, 48, 50, 51, 53, 54, 70, 71, 82, 83, 87, 88, 90, 96, 115, 127, 150, 151, 153, 167, 170, 209

épaules, 36, 38, 73, 82, 83, 85, 105, 149

épilepsie, 197

estomac, 90

état physique, 29

nuque, 33
nutriments, 91

O

objectifs, 12, 13, 15, 17, 22, 23, 28, 67, 71, 125, 135
ongles, 17, 24, 52, 120, 122, 204
opposition, 15, 110, 111, 113, 115, 176, 184
oreilles, 36, 37, 38, 39, 43, 62, 63, 64, 70, 73, 85, 87, 95, 176
organes, 34, 35, 96
orteils, 51, 52, 53, 54, 63, 64

P

peau, 17, 21, 34, 48, 51, 57, 59, 62, 63, 64, 67, 68, 83, 85, 87, 93, 110, 116, 146, 158, 167, 184, 189
peur, 91, 104, 110, 111, 130
poitrine, 35, 41, 43, 44, 47, 53, 73, 74, 76, 77, 87, 88, 149
poumons, 35, 43
poussée de croissance, 117
Présent / présence, 29, 64, 67, 68, 85, 87, 116, 130, 139, 142, 145, 155, 158, 166
pressions, 11, 38, 42, 44, 48, 52, 57, 59, 63, 64, 70, 73, 79, 85, 105, 108, 115, 116, 170, 179, 197, 198
problèmes scolaires, 117
produits chimiques, 90, 101, 116
Progrès, 19, 54
Propreté, 25, 121, 205
protocole de massage, 11, 16

Q

Qi, 28, 50
questionnaires, 22, 23, 56

R

réactions de l'enfant, 9

recherches, 9, 11, 18, 21, 70, 71, 127, 130, 135, 137, 155, 161, 176, 186, 187, 212, 213
reflux, 90, 200
regard, 41, 153, 195
regard en coin des yeux, 37, 80, 169, 194
Régime alimentaire, 25, 121, 205
régression, 110, 115, 116, 117, 127
réponses corporelles, 27
Résistance, 59
responsabilité, 30, 135, 142
réveils nocturnes, 83, 130
rituel, 14
routine, 14, 22, 71, 73, 107, 117, 131, 147, 192, 209

S

se calmer, 20, 23, 43, 50, 62, 73, 76, 79, 80, 88, 95, 104, 115, 140, 150, 164, 172, 200, 201
se relaxe, 26, 32, 33, 34, 41, 45, 58, 61, 66, 69, 72, 75, 78, 81, 84, 86, 89, 92, 94, 97, 100, 103, 105, 106, 109, 112, 114, 118, 124, 126, 129, 132, 134, 136, 138, 141, 144, 148, 152, 154, 157, 160, 163, 165, 168, 171, 174, 178, 180, 182, 185, 188, 191, 193, 196, 199, 202, 208, 211
selles, 46, 47, 49, 90, 96
sens, 9, 10, 13, 15, 16, 17, 18, 19, 20, 21, 28, 29, 32, 46, 47, 59, 60, 62, 63, 67, 70, 73, 82, 85, 93, 95, 111, 116, 122, 127, 137, 155, 159, 161, 184, 186, 187, 195, 197, 201, 206, 213
Sérotonine, 167
sommeil, 20, 21, 25, 50, 82, 83, 104, 117, 121, 166, 167, 192, 201, 205
spectre autistique, 10, 104, 200
stress, 9, 25, 71, 82, 95, 98, 117, 119, 121, 140, 151, 166, 167, 205, 207, 213
Stress Parental, 22, 25, 56, 119, 121, 122, 123, 203, 205, 206
sucre, 101, 201
survie, 104, 166
symptômes, 17, 22, 82, 98, 122, 123, 149, 161, 190
Syndrome de Down, 189
système de soutien, 14

DU MÊME AUTEUR

Helping Your Child with Autism, A home Program from Chinese Medicine; Guan Yin Press, LLC, 2010.

Qigong Massage for your Child with Autism, A home Program from Chinese Medicine; Jessica Kingsley Publications, 2011.

My Child's First Year of Massage: A Parent Workbook; Louisa Silva and Pam Tindall; Guan Yin Press, LLC, 2016.

Qigong at Home (social story for verbal children); Guan Yin Press, LLC, 2008.

Qigong at Home (social stories series) - eBook; Guan Yin Press, LLC, 2015.

My Qigong Book (social story for non-verbal children); Guan Yin Press, LLC, 2008.

My Qigong Book (social stories series) - eBook; Guan Yin Press, LLC, 2015.

Good Job! Helping Families with Autism - DVD ; Guan Yin Press, LLC, 2010.

Self-care Qigong - DVD ; Guan Yin Press, LLC, 2010.

The Little Chinese Medicine Book for Children with Down Syndrome; Guan Yin Press, LLC, 2010.

Little Chinese Medicine Book for Children with Down Syndrome - eBook; Guan Yin Press, LLC, 2010.

Tranductions:
Qigong für zu Hause - eBook; Guan Yin Press, LLC, 2010.
Qigong á la maison - eBook; Guan Yin Press, LLC, 2010.
Qigong em Casa - eBook; Guan Yin Press, LLC, 2010.
家 庭 气 功 方 医 学 来 帮 助 您 的 孩 子 - eBook; Guan Yin Press, LLC, 2010.
Qigong nella Casa - eBook; Guan Yin Press, LLC, 2010.
Qigong en Casa - eBook; Guan Yin Press, LLC, 2010.
Čigong masalas namuose - eBook; Guan Yin Press, LLC, 2010.
Mijn Qigong Boek - eBook; Guan Yin Press, LLC, 2016.
Qigong Thuis - eBook; Guan Yin Press, LLC, 2016.
Sensorische Behandeling van Autisme, Effectief bewezen wetenschappelijk QST methode. Hoe kan ik zelf mijn kind helpen?; Guan Yin Press, LLC, 2017.
Sensorische Behandeling van Autisme, Effectief bewezen wetenschappelijk QST methode. Hoe kan ik zelf mijn kind helpen? - eBook; Guan Yin Press, LLC, 2017.

La première année de massage qst pour mon enfant, manuel d'activités QST pour les parents; Qigong Sensory Training Institute - Oregon, USA, 2017

9 780982 128091